中医经典白话图解

刘从明 编著

汤头歌诀

白话图解

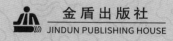
金盾出版社
JINDUN PUBLISHING HOUSE

U0386202

图书在版编目（CIP）数据

汤头歌诀白话图解 / 刘从明编著 . –– 北京：金盾出版社，2024.2
（中医经典白话图解）
ISBN 978–7–5186–1659–6

Ⅰ . ①汤… Ⅱ . ①刘… Ⅲ . ①方歌 – 图解 Ⅳ . ① R289.4–64

中国国家版本馆 CIP 数据核字（2024）第 030330 号

汤头歌诀白话图解
TANG TOU GE JUE BAI HUA TU JIE

刘从明　　编著

出版发行：金盾出版社	开　本：710mm×1000mm　1/16	
地　　址：北京市丰台区晓月中路 29 号	印　张：15.5	
邮政编码：100165	字　数：150 千字	
电　　话：（010）68276683	版　次：2024 年 2 月第 1 版	
（010）68214039	印　次：2024 年 2 月第 1 次印刷	
印刷装订：河北文盛印刷有限公司	印　数：1 ~ 5 000 册	
经　　销：新华书店	定　价：66.00 元	

前 言

　　《汤头歌诀》由清代汪昂撰写，刊于 1694 年。书中选录的中医常用方剂，分为补益、发表、攻里、涌吐、和解、表里、消补、理气、理血、祛风、祛寒、祛暑等，以七言歌诀的形式加以归纳和概括。《汤头歌诀》刊行颇广，现存版本有清刻本、石印本、铅印本等 50 余种。编撰者汪昂（1615－1694 年），字讱庵，初名恒，安徽休宁县城西门人，清代著名医学家。

　　汤头，是方剂学名词，即汤方，指以内服煎汤剂为主的药方。

　　本书以《汤头歌诀》原著为蓝本，对书中的方剂进行译注、讲解，用简单明了的白话对每个方剂的出处、配方、用法、功效、主治等进行解释，并配以图表等辅助说明，尽量通俗易懂，便于读者理解。书中选用了300多个方剂，对药材进行药理分析，使读者了解植物的药用价值，所配的植物图片使本书赏心悦目，既可以作为医学图书，又可以作为休闲读物，让读者轻松掌握相关知识。但有以下几点需要提醒读者。

　　1.本书介绍的方药很多，使用时千万不要混淆用法与剂量。

　　2.要注意方药的药物名。书中的药物名是古代流传下来的，有一些名称可能在现代已经发生了变化，或者在现代有同名的药物，需要小心鉴别清楚后再用药。

3.使用方药时要衡量患者的年龄差异、病理性质、体质差异及适应能力等各种不同情况，酌量加减。

4.书中药方是古人临床经验的积累，但时过境迁，有些方药不一定适合现代人的身体状态，同时，每个人的病情、病因不同，且身体存在差异，必须遵照医嘱服药，不能个人主观判断随意用药。

方剂的用量沿用原书计量（十六两制），即一斤（500克）为十六两，一两为31.25克，一钱为3.125克，一分为0.3125克。由于作者水平有限，书中可能有错漏之处，恳请读者批评指正。

刘从明

目　录

补益之剂

发表之剂

攻里之剂

涌吐之剂

和解之剂

表里之剂

消补之剂

理气之剂

理血之剂

祛风之剂

祛寒之剂

祛暑之剂

利湿之剂

润燥之剂

泻火之剂

除痰之剂

收涩之剂

杀虫之剂

痈疡之剂

经产之剂

儿科之剂

附录：便用杂方

注：本书中收录的药方应在专业中医师的指导下使用。切不可擅自用药！

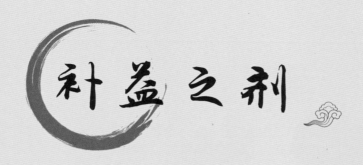

补益之剂

名家带你读

　　补益之剂，即补益剂，又叫强壮剂或补剂。补剂一般分为补阴、补阳、补气、补血等四类。

小建中汤

🌀 **小建中汤芍药多，桂姜甘草大枣和，**
　　更加饴糖补中脏，虚劳腹冷服之瘥（chài）。
　　增入黄芪名亦尔，表虚身痛效无过。
　　又有建中十四味，阴斑劳损起沉疴（kē），
　　十全大补加附子，麦夏苁蓉仔细哦（é）。

温中补虚，和里缓急。主治虚劳里急。症见腹中时阵痛，喜温喜按，舌淡苔白，脉细弦；或虚劳而心中动悸，虚烦不安，面色无华；或手足发热，咽干口燥。

瘥：病情痊愈。

沉疴：重病。

哦：吟咏。

水煎去滓，加入饴糖溶化，分两次服。

【组方】

君药	臣药	
饴糖 一升 温补中焦	白芍 六两 缓急止痛	桂枝 三两 温阳祛寒

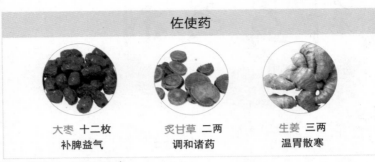

佐使药

大枣 十二枚
补脾益气

炙甘草 二两
调和诸药

生姜 三两
温胃散寒

注：半升 ≈ 39.0625 克。

【方析】

小建中汤出自张仲景的《伤寒论》，具有温中补虚、和里缓急之功效，用于治疗虚劳里急证。本方所治虚证，皆因中焦虚寒、气血生化不足所致。方中重用甘温质润之饴糖为君，温补中焦，缓急止痛。臣以辛温之桂枝温阳气，祛寒邪；酸甘之白芍养营阴，缓肝急，止腹痛。佐以生姜温胃散寒，大枣补脾益气。炙甘草益气和中，调和诸药，是为佐使之用。全方配伍，辛甘化阳，温中焦而补脾虚；酸甘化阴，缓肝急而止腹痛。故善治中焦虚寒、肝脾不和所致的诸症。

【附方】

方　名	组　方	用　法	功　效	主　治
黄芪建中汤（《金匮要略》）	小建中汤加黄芪一两半	水煎服	温中补气，和里缓急	中焦虚寒，气虚弱，虚劳里急，诸不足
十四味建中汤（《太平惠民和剂局方》）	人参、白术、茯苓、炙甘草、熟地黄、白芍、当归、川芎、炙黄芪、肉桂、附子、半夏、麦冬、肉苁蓉各等份	上述药材研成细末，每次三钱，加生姜三片、大枣一枚，水煎温服	补益气血，调和阴阳	阴证发斑。症见手足胸背等部位发稀疏淡红色斑点，高出皮肤，似蚊虫叮咬状

读书笔记

升阳益胃汤

升阳益胃参术芪，黄连半夏草陈皮，
苓泻防风羌独活，柴胡白芍姜枣随。

【组方】

君药	臣药		

黄芪 二两
补气固胃

人参 一两
大补元气

白术 三钱
燥湿和胃

炙甘草 一两
调和诸药

佐使药

陈皮 四钱
理气和胃

半夏 一两
化痰降逆

柴胡 三钱
除湿升阳

防风 五钱
散风祛湿

羌活 五钱
解表祛风

独活 五钱
祛风胜湿

泽泻 三钱
泻热降浊

茯苓 三钱
利水渗湿

白芍 五钱
补益气血

黄连 二钱
清热泻火

健脾益气，升阳祛湿。主治脾胃气虚，兼遇湿和。症见怠惰嗜卧，饮食无味，体酸重，肢节痛，口苦舌干，大便不利，小便频数，或见恶寒，舌淡苔白腻，脉况无力。

芪：黄芪。

苓泻：茯苓、泽泻。

所有药均研为粗末，混合均匀，每次服三钱，入姜五片、大枣两枚，水煎服。

【方析】

升阳益胃汤出自李东垣的《脾胃论》，用时可与姜、枣同煎，有健脾益气、升阳祛湿之效。方中六君子（人参、白术、茯苓、甘草、半夏、陈皮）助阳，补脾除痰；重用黄芪，补气固胃；柴胡、羌活、独活，除湿升阳；泽泻、茯苓，泻热降浊。加白芍和血敛阴，少佐黄连以退阴火。

益气健脾。主治脾胃气虚。症见面色萎白，气声低微，四肢无力，食少便溏，舌淡苔白，脉虚缓。

中和：指该方中的药物其性平和，不燥不峻。

因方中四味药都无助阳作用。加陈皮为异功散，重在强健脾理气；加半夏为六君子汤，重在化痰止呕。六君子汤加木香、砂仁，重在理气止痛。

这四味药研为细末，混合均匀，每次服二钱，水煎服。

四君子汤

🌀 四君子汤中和义，参术茯苓甘草比，

益以夏陈名六君，祛痰补气阳虚饵，

除却半夏名异功，或加香砂胃寒使。

【组方】

君药	臣药	佐使药	
人参 等份 补气益胃	白术 等份 健脾燥湿	茯苓 等份 健脾渗湿	炙甘草 等份 益气和中

【方析】

四君子汤出自《太平惠民和剂局方》，治疗脾胃气虚。方中人参甘温，能大补脾胃之气，故为君药。白术健脾燥湿，与人参相须，益气补脾之力更强，为臣药。脾喜燥恶湿，喜运恶滞，故又以茯苓健脾渗湿，合白术互增健脾祛湿之力，为佐助。炙甘草益气和中，既可加强人参、白术益气补中之功，又能调和诸药，故为佐使。四药皆为甘温和缓之品，而呈君子中和之气，故以"君子"为名。四药合力，重在健补脾胃之气，兼司运化之职，且渗利湿浊，共成益气健脾之功。

【附方】

方　名	组　方	用　法	功　效	主　治
六君子汤（《医学正传》）	四君子汤加陈皮、半夏各一钱	水煎服	健脾止呕，燥湿化痰	症见不思饮食，恶心泛呕，胸脘痞闷，大便不实，或咳嗽痰多稀白等
异功散（《小儿药证直诀》）	四君子汤加陈皮等份	上药研为细末，每服二钱，水一盏，生姜五片，大枣两个，同煎至七分，食前温服（现代用法：水煎服）	健脾益气，理气和胃	脾胃虚弱。症见食欲缺乏，或胸脘痞闷，或呕吐泄泻

黄芪鳖甲散

🌀 黄芪鳖甲地骨皮，艽菀参苓柴半知，

　地黄芍药天冬桂，甘桔桑皮劳热宜。

【组方】

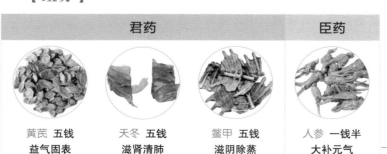

君药			臣药
黄芪 五钱 益气固表	天冬 五钱 滋肾清肺	鳖甲 五钱 滋阴除蒸	人参 一钱半 大补元气

益气养阴，清透虚热。主治气阴两虚，虚劳内热。症见五心烦热，日晡（下午3-5时）潮热，自汗或盗汗，四肢无力，饮食减少，咳嗽咽干，脉细数无力。

劳热：虚劳发热。多由气血亏损或阳衰阴虚引起，常见症状为五心烦热、骨蒸潮热等。

每次一两，加生姜煎服。

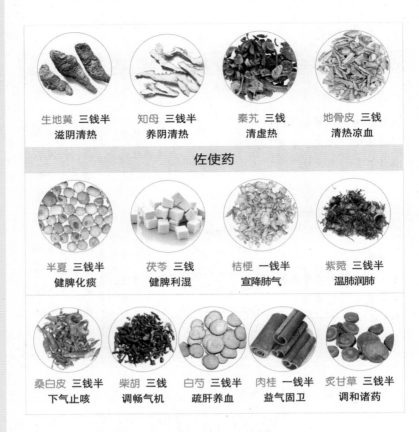

生地黄 三钱半
滋阴清热

知母 三钱半
养阴清热

秦艽 三钱
清虚热

地骨皮 三钱
清热凉血

佐使药

半夏 三钱半
健脾化痰

茯苓 三钱
健脾利湿

桔梗 一钱半
宣降肺气

紫菀 三钱半
温肺润肺

桑白皮 三钱半
下气止咳

柴胡 三钱
调畅气机

白芍 三钱半
疏肝养血

肉桂 一钱半
益气固卫

炙甘草 三钱半
调和诸药

【方析】

黄芪鳖甲散出自罗天益的《卫生宝鉴》。本方主证为气阴两伤之劳热。咳嗽的次要症状为肺肾阴虚所致。方中鳖甲、天冬、白芍、生地黄、知母滋阴补肾，泄肝肺之火；黄芪、人参、肉桂、茯苓、炙甘草以益气固卫；桑白皮、桔梗泻肺中之热；半夏、紫菀祛痰止咳；秦艽、地骨皮清虚热、除骨蒸；柴胡解肌热、升清阳。本方是治疗虚劳烦热的良方。

紫菀汤

🌀 **紫菀汤中知贝母，参茯五味阿胶偶，**

再加甘桔治肺伤，咳血吐痰劳热久。

【组方】

君药		臣药	

阿胶 二钱
养血润肺

紫菀 二钱
消痰止咳

知母 二钱
滋阴清热

贝母 二钱
润肺化痰

佐使药

人参 五分
大补元气

茯苓 五分
益气渗湿

五味子 十二粒
滋肾敛肺

桔梗 五分
止咳平嗽

甘草 五分
调和诸药

【方析】

　　紫菀汤出自汪昂的《医方集解》。本方主治肺伤气损，阴虚有热，咳痰吐血。气极者，六极之一。所谓极者，天气通于肺，地气通于嗌，风气应于肝，方气应于心，谷气感于脾，雨气润于肾。六经为川，肠胃为海，九窍为水注之于气，故窍应于五脏六腑。五脏邪伤则六腑生极，故曰：五伤六极。本方主治肺痨气极、久嗽咯血，其主以紫菀者，清肺化痰，止咳平嗽；阿胶，养血润肺，收气止咳；人参、茯苓、甘草三味，为四君子汤之去白术，培土生金，益气渗湿；知母，滋阴生津，以清虚热；贝母，润肺化痰，以止久嗽；桔梗，入肺以止咳平嗽；五味子，酸敛而收固金气。诸药合之，补肺益气以疗脏伤，清热止咳而治窍极。

润肺化痰，清热止嗽。主治肺气大伤，阴虚火旺。症见久嗽不止，咳血吐痰，少气懒言，胸胁逆满，以及肺痿（指肺叶枯萎）变成肺痈（即肺脓肿）。

水煎，饭后温服。

✏️ 读书笔记

养阴清热，润肺化痰。主治肺肾阴亏，虚火上炎。症见咳嗽气喘，口干，痰中带血，咽喉疼痛，头晕，午后潮热，舌红少苔，脉细数。

固金：肺属金，此方以百合为主，有固护肺阴之效，故称"固金"。

藏：收存。

水煎服。

百合固金汤

🌀 百合固金二地黄，玄参贝母桔甘藏，
麦冬芍药当归配，喘咳痰血肺家伤。

【组方】

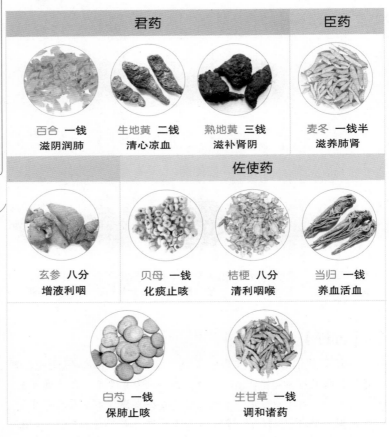

君药			臣药
百合 一钱 滋阴润肺	生地黄 二钱 清心凉血	熟地黄 三钱 滋补肾阴	麦冬 一钱半 滋养肺肾

佐使药

玄参 八分 增液利咽	贝母 一钱 化痰止咳	桔梗 八分 清利咽喉	当归 一钱 养血活血

白芍 一钱 保肺止咳	生甘草 一钱 调和诸药

✏️ 读书笔记

【方析】

百合固金汤出自《慎斋遗书》，此方可润肺滋肾，化痰止咳，用于治疗肺肾阴虚，虚火上炎。方中百合、生地黄、熟地黄滋养肺肾阴液，共为君药；麦冬助百合以养肺阴，清肺热，玄参助生地黄、熟地黄益肾阴，降虚火，共为臣药；当归、白芍养血和营，贝母、桔梗化痰止咳为佐；甘草调和诸药为使。诸药合用，使阴液恢复，肺金得固，则咳嗽、吐血诸症自愈。

秦艽鳖甲散

秦艽鳖甲治风劳，地骨柴胡及青蒿，

当归知母乌梅合，止嗽除蒸敛汗高。

【组方】

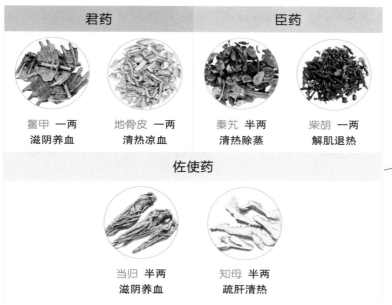

君药		臣药	
鳖甲　一两 滋阴养血	地骨皮　一两 清热凉血	秦艽　半两 清热除蒸	柴胡　一两 解肌退热

佐使药

当归　半两
滋阴养血

知母　半两
疏肝清热

滋阴养血，清热除蒸。症见骨蒸劳热，肌肉消瘦，唇红颊赤，困倦盗汗，咳嗽，脉细数。

风劳：指感受风邪治不及时，以致内传化热，消耗气血，日久成劳。

所有药均研为粗末，每服五钱，加青蒿五叶，乌梅一个同煎，早晚各一服。

读书笔记

【方析】

秦艽鳖甲散出自罗天益的《卫生宝鉴》。本方主治风痨病，阴虚内热为其主证。方中鳖甲、知母、当归滋阴养血，秦艽、柴胡、地骨皮清热除蒸，乌梅敛阴止汗。诸药合用，既能滋阴养血以治本，又能退热除蒸以治标。若汗出过多，再加黄芪益气固表。

清虚热，止咳嗽。
主治肺痨。症见
消瘦无力，潮热
易汗，声音沙哑，
咳嗽吐血，胸闷
气短，舌红少苔，
脉细数无力。

嬴：瘦弱。

偕：共同。

谐：和谐。

秦艽扶嬴汤

秦艽扶嬴（léi）鳖甲柴，地骨当归紫菀偕，
半夏人参兼炙草，肺痨蒸嗽服之谐。

【组方】

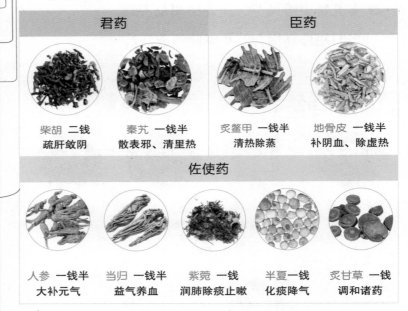

君药		臣药	
柴胡 二钱 疏肝敛阴	秦艽 一钱半 散表邪、清里热	炙鳖甲 一钱半 清热除蒸	地骨皮 一钱半 补阴血、除虚热

佐使药

| 人参 一钱半
大补元气 | 当归 一钱半
益气养血 | 紫菀 一钱
润肺除痰止嗽 | 半夏 一钱
化痰降气 | 炙甘草 一钱
调和诸药 |

加生姜三片，大
枣一枚，水煎服。

【方析】

秦艽扶嬴汤出自《仁斋直指方论》，用时与姜、枣同煎，有补气养血、清热退蒸之功效，常用来治疗肺痨。方中柴胡、秦艽，散表邪兼清里热；鳖甲（炙）、地骨皮，滋阴血而退骨蒸。人参、炙甘草补气；当归和血；紫菀润肺除痰而止嗽；半夏化痰降气，协同清润之品使肺清而声音自开。诸药相合，滋阴清热，表里兼顾，气血双调，为扶嬴良剂。

读书笔记

益气聪明汤

🌀 益气聪明汤蔓荆，升葛参芪黄柏并，

再加芍药炙甘草，耳聋目障服之清。

补中益气，助升清阳。主治中气不足，清阳不升。症见目内生障，视物昏花，耳鸣耳聋等。

目障: 视物不清。

每服四钱，水煎服。

【组方】

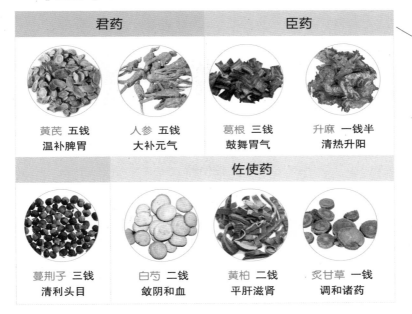

君药		臣药	
黄芪 五钱 温补脾胃	人参 五钱 大补元气	葛根 三钱 鼓舞胃气	升麻 一钱半 清热升阳

佐使药

蔓荆子 三钱 清利头目	白芍 二钱 敛阴和血	黄柏 二钱 平肝滋肾	炙甘草 一钱 调和诸药

【方析】

　　益气聪明汤出自李东垣的《东垣试效方》。本方中气不足，清阳不升为其主证，并兼心火亢盛之证。方中人参、黄芪甘温以补脾胃；炙甘草甘缓以和脾胃；葛根、升麻、蔓荆子轻扬升发，能入阳明，鼓舞胃气，上行头目。中气既足，清阳上升，则九窍通利，耳聪而目明矣；白芍敛阴和血，黄柏补肾生水。盖目为肝窍，耳为肾窍，故又用二者平肝滋肾也。诸药合用，中气得补，清阳得升，肝肾受益，耳目聪明，故名为益气聪明汤。

读书笔记

养阴补肺，清热
止咳。主治小儿
肺虚有热。症见
咳嗽气喘，咽喉
干燥，喉中有声，
或痰中带血，舌
红少苔，脉细数。

哽：有物堵塞喉
咙不能下咽。

水煎，饭后温服。

读书笔记

补肺阿胶汤

🌿 补肺阿胶马兜铃，鼠粘甘草杏糯停，
　　肺虚火盛人当服，顺气生津嗽哽（gěng）宁。

【组方】

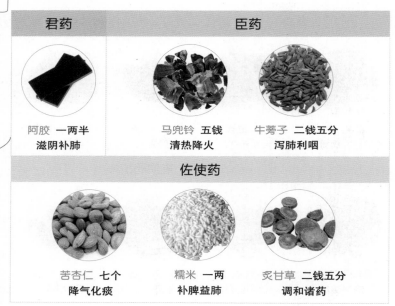

君药	臣药	
阿胶 一两半 滋阴补肺	马兜铃 五钱 清热降火	牛蒡子 二钱五分 泻肺利咽

佐使药		
苦杏仁 七个 降气化痰	糯米 一两 补脾益肺	炙甘草 二钱五分 调和诸药

【方析】

　　补肺阿胶汤出自钱乙的《小儿药证直诀》。本方主治阴虚肺热。并兼阴虚热盛，灼津为痰，气逆不降，故咯痰不爽；咳嗽气喘为次要症状。本方主以阿胶，质黏甘咸以滋肺阴；糯米佐之，性平甘润以濡养津液。二药相合，养肺滋阴，补固肺虚。马兜铃苦泄逆气，清热降火；牛蒡子泻肺利咽，清膈化痰；苦杏仁苦辛泻逆，降气化痰；炙甘草甘温益气，和以阴阳。四味共之，平其阴阳，以除虚火。诸药合之，补肺之虚，泻肺之火，标本兼顾，正复邪去。

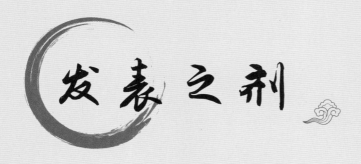

发表之剂

名家 带你读

发表之剂，即解表剂，又叫发散剂。即为能开泄腠理、疏散表邪，解除外感表证的方剂。外感疾病初期通常都要用到解表剂，解表剂用之得当，能控制病邪由表向里传变，达到早期治愈的目的。

麻黄汤

麻黄汤中用桂枝，杏仁甘草四般施，发热恶寒头颈痛，伤寒服此汗淋漓。

【组方】

君药	臣药	佐使药	
麻黄 三两 宣肺镇咳	桂枝 二两 温通经脉	杏仁 七十个 止咳平喘	炙甘草 一两 调和诸药

发汗解表，宣肺平喘。主治外感风寒表实证。症见恶寒发热，诸身疼痛，无汗且喘，舌苔薄白，脉浮紧。

伤寒：病名。指狭义的伤寒，为外受寒邪所引发的病变。

水煎分二次服，一服得畅汗，就不需再服。

【方析】

麻黄汤出自张仲景的《伤寒论》，常用于治疗外感风寒表实证。方中麻黄苦辛性温，善开腠发汗，祛在表之风寒，故本方用以为君药。臣以桂枝解肌发表，温通经脉。杏仁降利肺气，与麻黄相伍，一宣一降，加强宣肺平喘之功，是为宣降肺气的常用组合，为佐药。炙甘草既能调和麻、杏之宣降，又能缓和麻、桂相合之峻烈，使汗出不致过猛而耗伤正气，是使药而兼佐药之用。四药配伍，表寒得散，营卫得通，肺气得宣，则诸症可愈。

发汗解表，清热解烦。主治外感风寒。症见汗不易出且烦躁，身痛，脉浮紧。

藏：在内。

大青龙汤

🌀 **大青龙汤桂麻黄，杏草石膏姜枣藏，**

太阳无汗兼烦躁，风寒两解此为良。

【组方】

水煎，先煮麻黄，分两次服。

君药	臣药	佐使药	
麻黄 六两 散寒发汗	桂枝 二两 温通经脉	石膏 如鸡子大 清热除烦	杏仁 四十粒 止咳平喘
生姜 三两 益气和中	大枣 十二枚 保护胃气	炙甘草 二两 调和药性	

🖊 读书笔记

【方析】

大青龙汤出自张仲景的《伤寒论》，用于治疗外感风寒，兼有里热者，外感风寒表实重证为本方主证。风寒不解，卫阳闭郁，始见化热，为其兼证。本方是以麻黄汤加重麻黄、甘草的用量，再加石膏、生姜、大枣所组成。麻黄汤能发汗解表，本方加重麻黄则发汗解表之力更强；增加石膏清内热，除烦躁；倍甘草，加姜、枣，是和中气、调营卫、充汗源。诸药合用，共奏发汗解表、清热除烦之功。

小青龙汤

🌀 **小青龙汤治水气，喘咳呕哕（yuě）渴利慰，**
　　姜桂麻黄芍药甘，细辛半夏兼五味。

【组方】

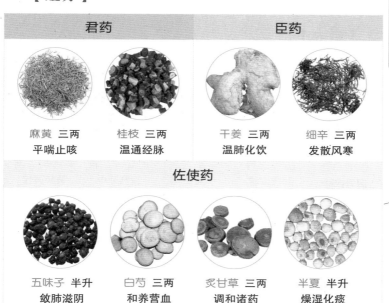

君药		臣药	
麻黄 三两 平喘止咳	桂枝 三两 温通经脉	干姜 三两 温肺化饮	细辛 三两 发散风寒

佐使药			
五味子 半升 敛肺滋阴	白芍 三两 和养营血	炙甘草 三两 调和诸药	半夏 半升 燥湿化痰

注：半升 ≈ 39.0625 克。

【方析】

小青龙汤出自张仲景的《伤寒论》，用于治疗外感风寒，水饮内停者。方中麻黄、桂枝相须为君，发汗散寒以解表邪，且麻黄又能宣发肺气而平喘咳，桂枝化气行水以利里饮之化。

解表散寒，温肺化饮。主治外寒内饮。症见恶寒发热，无汗，胸痞喘咳，痰多而稀，或喘咳，不得平卧，或身体疼重，舌苔白滑，头面四肢浮肿，脉浮者。

水气：指水饮，痰饮。

利：通"痢"，腹泻。

水煎，分两次服。

📝 读书笔记

干姜、细辛为臣，温肺化饮，兼助麻、桂解表祛邪。然而素有痰饮，脾肺本虚，若纯用辛温发散，恐耗伤肺气，故佐以五味子敛肺滋阴、白芍和养营血；半夏燥湿化痰，和胃降逆，亦为佐药。炙甘草兼为佐使之药，既可益气和中，又能调和辛散酸收之品。诸药合用，解表与化饮配合，而表里双解。

解肌发表，调和营卫。主治感风寒表虚证。症见头痛发热，汗出恶风，口不渴，鼻鸣干呕，舌苔薄白，脉浮缓或浮弱。

同：协同。

疟：病症名，指寒热往来。

水煎分两次服，服后喝少量稀粥，如天气寒冷宜卧床加厚衣被，以助药力，使微微出汗，但不宜大汗淋漓。

桂枝汤

> 桂枝汤治太阳风，芍药甘草姜枣同，
> 桂麻相合名各半，太阳如疟此为功。

【组方】

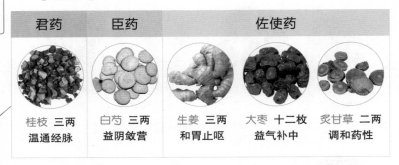

君药	臣药	佐使药		
桂枝 三两 温通经脉	白芍 三两 益阴敛营	生姜 三两 和胃止呕	大枣 十二枚 益气补中	炙甘草 二两 调和药性

【方析】

桂枝汤出自张仲景的《伤寒论》。方中桂枝为君，助卫阳，通经络，解肌发表而祛在表之风邪。白芍为臣，益阴敛营，敛固外泄之营阴。生姜辛温，既助桂枝辛散表邪，又兼和胃止呕；大枣甘平，既能益气补中，且可滋脾生津。姜枣相配，是为补脾和胃、调和营卫的常用组合，共为佐药。炙甘草调和药性，合桂枝辛甘化阳以实卫，合白芍酸甘化阴以和营，功兼佐使之用。综观本方，药虽五味，但结构严谨，发中有补，散中有收，邪正兼顾，阴阳并调。

【附方】

方　名	组　方	用　法	功　效	主　治
桂枝麻黄各半汤（《伤寒论》）	桂枝一两十六铢，芍药、生姜、炙甘草、麻黄各一两，大枣四枚，杏仁二十四枚	水煎服	发汗解表，调和营卫	太阳病，如疟状，热多寒少，发热恶寒，其人不呕等症

葛根汤

🌀 **葛根汤内麻黄襄（xiāng），二味加入桂枝汤，轻可去实因无汗，有汗加葛无麻黄。**

【组方】

君药	臣药	
葛根 四两 解肌散邪	麻黄 三两 疏散风寒	桂枝 二两 发汗解表

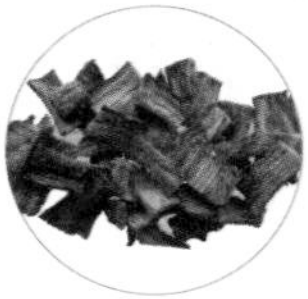

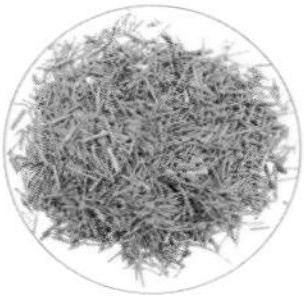

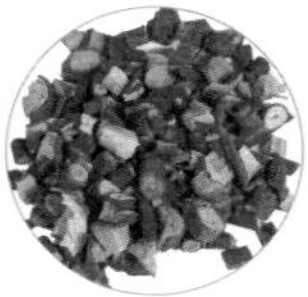

佐使药

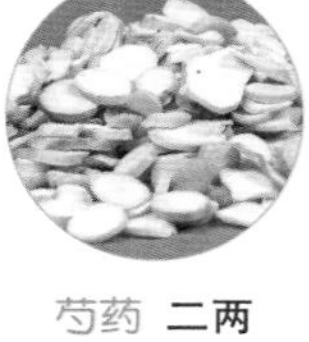

芍药 二两 养血柔肝	生姜 三两 调和脾胃	大枣 十二枚 和中益气	炙甘草 二两 调和诸药

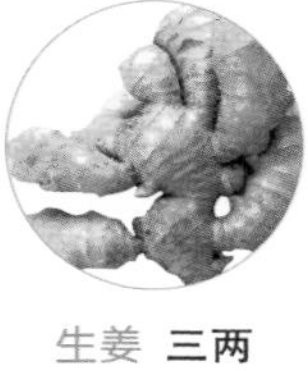

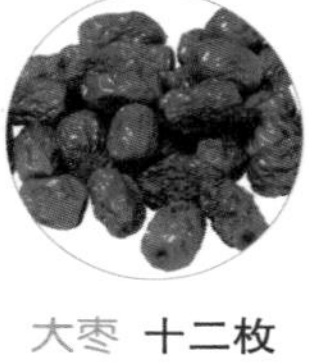

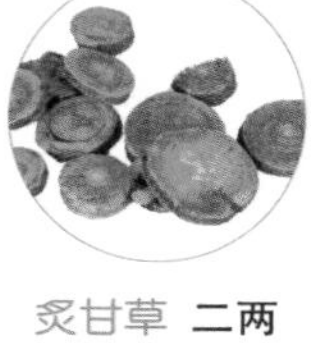

发汗解表，濡润筋脉。主治外感风寒，筋脉失养。症见恶寒发热，头痛项强，无汗，舌薄白，脉浮紧。

水煎，分两次服。阴虚干咳无痰者禁用。

【方析】

　　葛根汤出自张仲景的《伤寒论》。外感风寒，经腧不利为本方主证。方中葛根解肌散邪，生津通络；辅以麻黄、桂枝疏散风寒，发汗解表；芍药、炙甘草生津养液，缓急止痛；生姜、大枣调和脾胃，鼓舞脾胃生发之气。诸药配伍，共奏发汗解表、升津舒经之功。

升麻葛根汤

> 升麻葛根汤钱氏，再加芍药甘草是，
> 阳明发热与头痛，无汗恶寒均堪倚。
> 亦治时疫与阳斑，痘疹已出慎勿使。

【组方】

君药	臣药	佐使药	
升麻　等份 解肌透疹	葛根　等份 解毒清热	白芍　等份 和营泄热	炙甘草　等份 调和诸药

解肌透疹。主治麻疹初起未发，或发而不透，身热头痛，无汗口渴，以及发疹、阳斑和时疫初起等。

阳斑：即阳证发斑，症见头面胸背四肢出现红色斑点，高出皮肤，轻者各自分清，重者连成一片。

每服三钱，水一盏半煎至一盏，温服无时。

【方析】

　　升麻葛根汤出自《太平惠民和剂局方》，用于治疗麻疹初起未发，或发而不透。方中升麻、葛根辛凉解肌，解毒透疹；白芍和营泄热；甘草益气解毒，调和诸药。四味合用，共奏辛凉疏表、解肌透疹之功。

九味羌活汤

> 九味羌活用防风，细辛苍芷与川芎，
>
> 黄芩生地同甘草，三阳解表益姜葱。
>
> 阴虚气弱人禁用，加减临时再变通。

【组方】

君药	臣药		佐使药
羌活 一钱半 散寒除湿	防风 一钱半 祛风除湿	苍术 一钱半 祛湿健脾	细辛 五分 通窍止痛

川芎 一钱 宣痹止痛	白芷 一钱 除各部头痛	黄芩 一钱 清上焦湿热	生地黄 一钱 清热生津	甘草 一钱 调和诸药

【方析】

　　九味羌活汤为张元素方，出自王好古的《此事难知》，用于治疗外感风寒湿邪，兼有里热者。方中羌活辛苦性温，散表寒，祛风湿，利关节，止痹痛，为治太阳风寒湿邪在表之要药，故为君药。防风辛甘性温，为风药中之润剂，祛风除湿，散寒止痛；苍术辛苦而温，功可发汗祛湿而健脾，为祛太阴寒湿的主要药物。两药相合，协助羌活祛风散寒，除湿止痛，又健脾使温邪不生，是为臣药。细辛、白芷、川芎祛风散寒，宣痹止痛，其中细辛善止少阴头痛、白芷善解阳明头痛、川芎

发汗祛湿，兼清里热。主治外感风寒湿邪。症见恶寒发热，肌表无汗，肢体酸痛，头痛项强，口苦微渴，舌苔薄白微腻，脉浮或浮紧。

三阳：太阳经、阳明经、少阳经。

水煎，分两次服。若急汗，热服，以羹粥投入；若缓汗，温服，而不用汤投之。

✏️ 读书笔记

长于止少阳厥阴头痛，此三味与羌活、苍术合用，为本方"分经论治"的基本结构。生地黄、黄芩清泄里热，并防诸辛温燥烈之品伤津，以上五药俱为佐药。甘草调和诸药为使。九味配伍，既能统治风寒湿邪，又能兼顾协调表里，共成发汗祛湿、兼清里热之剂。

麻黄附子细辛汤

麻黄附子细辛汤，发表温经两法彰，

若非表里相兼治，少阴反热曷（hé）能康。

助阳解表。主治
少阴病始得之，
反发热，脉沉者。

曷能康：怎么能
恢复健康？

水煎，分两次服。

【组方】

君药	臣药	佐药
麻黄 二两 发汗解表	附子 一枚 温肾助阳	细辛 二两 通彻表里

【方析】

麻黄附子细辛汤出自张仲景的《伤寒论》。本证由素体阳虚、复感风寒所致。治疗方法以温经解表为主。素体阳虚，应不发热，今反发热，并恶寒剧甚，虽厚衣重被，其寒不解，是外受风寒，邪正相争所致；表证脉当浮，今脉象反沉微，兼见神疲欲寐，是知阳气已虚。此阳气外感，表里俱寒证。方中麻黄辛温，发汗解表为君药。附子辛热，温肾助阳，为臣药。二药配合，相辅相成，为助阳解表的常用组合。细辛归肺肾二经，芳香气浓，性善走窜，通彻表里，既能祛风散寒，助麻黄解表，又可鼓动肾中真阳之气，协助附子温里，为佐药。三药合用，补散兼施，是表散外感风寒之邪，温补在里之阳气。

读书笔记

人参败毒散

🌀 **人参败毒茯苓草，枳（zhǐ）桔柴前羌独芎，**
　薄荷少许姜三片，四时感冒有奇功，
　去参名为败毒散，加入消风治亦同。

【组方】

君药		臣药	

羌活 一两　　独活 一两　　柴胡 一两　　川芎 一两
发散风寒湿邪　祛风胜湿　　发散解肌　　行气散风

佐使药

桔梗 一两　　枳壳 一两　　前胡 一两　　茯苓 一两
宣肺　　　　降气　　　　祛痰　　　　渗湿

人参 一两　　甘草 五钱
扶正祛邪　　调和诸药

【方析】

　人参败毒散出自《太平惠民和剂局方》。外感风寒湿邪为本方主证。咳痰胸闷，为兼痰邪；脉按之无力，为兼气虚。方中羌活、独活为君，辛温发散，通治一身上下之风寒湿邪。

发汗祛湿，益气解表。主治气虚外感风寒湿。症见憎寒壮热，头项强痛，肢体酸痛，无汗，鼻塞声重，咳嗽有痰，胸膈痞满，舌淡苔白，脉浮而按之无力。

所有药均研为末，每服二钱，入生姜、薄荷水煎，分两次服。寒多则热服，热多则温服。

🖊 读书笔记

川芎行气祛风，柴胡疏散解肌，并为臣药，助羌活、独活散外邪，除疼痛。桔梗宣肺，枳壳降气，前胡祛痰，茯苓渗湿，以宣利肺气，化痰止咳，皆为佐药。甘草调和诸药，兼以益气和中，生姜、薄荷为引，协助解表之力，皆属佐使之品。方中人参亦属佐药，用量虽小，却具深义：一是扶助正气以祛邪外出；二是散中有补，不致耗伤真元。本方原为小儿而设，因小儿元气未充，故用小量人参，补其元气，扶正以托邪外出。以此治疗外邪陷里而成之痢疾，其证为外邪从表陷里，用此方疏散表邪，表气疏通，里滞亦除，其痢自止。此种治法，称为"逆流挽舟"法。但本方为辛温香燥之剂，若痢下不爽，里急后重，或便脓血，是邪已入里化热。无表证者，亦应忌用。用治四时感冒有良效。

散寒祛湿。主治外感风寒湿。症见恶寒发热，头痛无汗，鼻塞声重，身体疼痛，咳嗽头晕，以及大便泄泻等。

神术散

> 神术散用甘草苍，细辛藁本芎芷羌，
> 各走一经祛风湿，风寒泄泻总堪尝。
> 太无神术即平胃，加入菖蒲与藿香。
> 海藏神术苍防草，太阳无汗代麻黄。
> 若以白术易苍术，太阳有汗此方良。

太无：即罗太无先生。

海藏：即王海藏先生。

【组方】

君药	臣药	佐使药	
苍术 二两 健脾燥湿	羌活 一两 散寒止痛	细辛 一两 入少阴经	川芎 一两 入少阳经

加生姜、葱白，水煎，分两次服。阴虚有内热者不可用。

藁本 一两
治巅顶头痛

白芷 一两
通窍止痛

炙甘草 一两
调和诸药

【方析】

　　神术散出自《太平惠民和剂局方》。外感风寒湿邪为本方主证。外邪阻滞经脉，不通则痛，故头身疼痛，为次要症状。余症可随主证而解。方中重用苍术芳香燥烈，外可解表发汗，内可健脾燥湿，故泄泻可止，为君药。羌活助苍术散寒祛湿止痛，为臣药。细辛入少阴经，川芎入少阳经，藁本入膀胱经，白芷入阳明经，合而用之可除诸经头身疼痛，又可助君药解表；生姜、葱白通阳解表，共为佐药。炙甘草调和诸药，为使药。

【附方】

方 名	组 方	用 法	功 效	主 治
太无神术散（《医方考》）	苍术、厚朴各一钱，陈皮二钱，炙甘草、菖蒲、藿香各一钱半	加生姜三片，大枣一枚，水煎服	祛湿解表，理气和中	时行不正之气所引起的憎寒壮热，周身疼痛，或头面轻度水肿
海藏神术散（《阴证略例》）	苍术、防风各二两，炙甘草一两	加葱白、生姜同煎服	散寒除湿	内伤冷饮，外感寒邪，恶寒无汗等。本方较麻黄汤发汗力缓
白术汤（《阴证略例》）	将前方苍术换白术，不用葱白，名为"白术汤"	水煎服	发汗解表，化蚀辟秽	内伤冷饮，外感风邪，发热有汗之症。因苍术可发汗，白术能止汗，用时酌情选用

　　📝 读书笔记

再造散

解表散寒，助阳
益气。主治阳虚，
外感风寒。症见
恶寒发热，热轻
寒重，无汗肢冷，
倦怠嗜卧，面色
苍白，语言低
微，舌淡苔白，
脉沉无力或浮大
无力。

谙：熟悉。

加大枣二枚，水
煎，分两次服。
便溏再加炒芍
药一撮，煎三沸
温服。

> 再造散用参芪甘，桂附羌（qiāng）防芎芍参，
>
> 细辛加枣煨姜煎，阳虚无汗法当谙（ān）。

【组方】

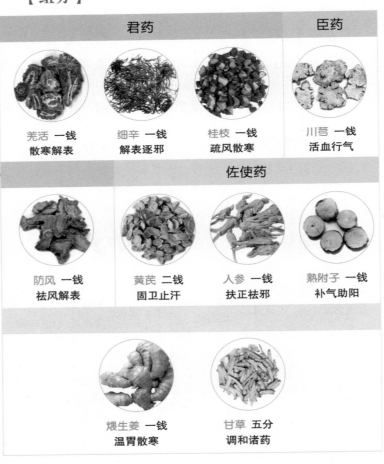

君药			臣药
羌活 一钱 散寒解表	细辛 一钱 解表逐邪	桂枝 一钱 疏风散寒	川芎 一钱 活血行气

佐使药

防风 一钱 祛风解表	黄芪 二钱 固卫止汗	人参 一钱 扶正祛邪	熟附子 一钱 补气助阳

煨生姜 一钱
温胃散寒

甘草 五分
调和诸药

【方析】

再造散出自陶节庵的《伤寒六书》。本证是由素体阳虚，外感风寒，邪在肌表所致。治疗方法以助阳益气，散寒解表为主。

读书笔记

热轻寒重，肢冷嗜卧，面色苍白，语言低微，舌淡苔白，脉沉无力，属阳气虚衰的表现。方中用黄芪、人参、熟附子补气助阳，以治阳虚。桂枝、细辛、羌活、川芎、防风疏风散寒，以解表逐邪。捶法加芍药，其甘补酸敛，炒制后寒性减。芍药和营，并利用其寒凉之性以制约附、桂、羌、辛等药的温燥之性。煨生姜温胃，大枣滋脾，合用益脾胃、调营卫、助汗源。甘草甘缓，缓和辛温之药发汗之力，并可调和诸药。诸药配合，扶正不留邪，发汗不伤正，恰到好处。

麻黄人参芍药汤

🌀 **麻黄人参芍药汤，桂枝五味麦冬襄，**
　　归芪甘草汗兼补，虚人外感服之康。

【组方】

散寒解表，益气养血。主治脾胃虚弱，蕴热于内，外感风寒。症见恶寒发热，无汗、心烦，形体消瘦，倦怠乏力，面色苍白，或见吐血者。

君药	臣药	佐使药	
麻黄　一钱 发汗散寒	桂枝　五分 助阳发表	人参　三分 大补元气	黄芪　一钱 补中益气

水煎，分两次服。

当归　一钱 活血补血	白芍　一钱 补血敛阴	麦冬　三分 滋阴除烦	五味子　五粒 滋阴生津	炙甘草　一钱 调和诸药

【方析】

麻黄人参芍药汤出自李东垣的《脾胃论》。外感风寒表证为本方主证。气血不足，内有郁热，皆为兼证。方以麻黄发汗散寒，为君药。桂枝助麻黄通达营卫，发汗祛邪，为臣药。人参、黄芪补中益气；当归身、白芍补血敛阴；麦冬、五味子滋阴生津，为佐药。炙甘草调和诸药，为使药。诸药相合，益气养血，滋阴清热，外散表邪，扶正解表。

解肌发表，散风除痹，理气和中。主治感冒风寒，郁而化热。症见恶寒渐轻，身热增加，口微渴，无汗头痛，烦闷，胸脘痞闷，不思饮食，舌苔薄白或薄黄，脉浮。

时邪：指四时气候异常变化时发生传染性和流行性的疾病。

十神汤

🌀 十神汤里葛升麻，陈草芎苏白芷加，
麻黄赤芍兼香附，时邪感冒效堪夸。

【组方】

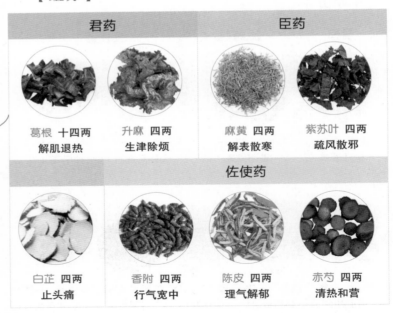

君药		臣药	
葛根 十四两 解肌退热	升麻 四两 生津除烦	麻黄 四两 解表散寒	紫苏叶 四两 疏风散邪
佐使药			
白芷 四两 止头痛	香附 四两 行气宽中	陈皮 四两 理气解郁	赤芍 四两 清热和营

加生姜五片，水煎，分两次温服。发热头痛，加连须葱白三茎。

炙甘草 **四两**
调和诸药

川芎 **四两**
清气郁化热

【方析】

　　十神汤出自《太平惠民和剂局方》。方中麻黄、紫苏叶、白芷解表散寒，疏风散邪；香附、陈皮又可助紫苏叶理气解郁，行气宽中之力；葛根、升麻、川芎解肌发表，配伍赤芍，既可清气郁化热，又能防辛温之品伤津助热之弊；炙甘草调药和中；煎加生姜、葱白，加强通阳解表之力。

神白散

🌀 **神白散用白芷甘，姜葱淡豉与相参，**

　　一切风寒皆可服，通阳发汗效堪谈。

　　㉿**肘后单煎葱白豉，用代麻黄功不惭。**

【组方】

君药	臣药	
白芷 一两 散风止痛	淡豆豉 五十粒 辛凉退热	葱白 三寸 通阳发汗

解表散寒。主治外感风寒初起。症见恶寒发热，头痛无汗，舌苔薄白，脉浮。

原方歌中的"妇人鸡犬忌窥探"一句，毫无实用价值，故把它改成"通阳发汗效堪谈"。

肘后：指《肘后备急方》，近代葛洪所著。

水煎，分两次温服。

佐使药	
生姜 三片 散寒和胃	甘草 五钱 调和诸药

【方析】

神白散出自朱端章的《卫生家宝方》。本方主证为外感风寒轻证。外邪束表，经输不利，故见头痛，为次要症状。方以白芷散风止痛，为君药。葱白、淡豆豉通阳解表，助君药外散风寒，为臣药。生姜散寒和胃，为佐药。甘草调和诸药，为使药。

【附方】

方　名	组　方	用　法	功　效	主　治
葱豉汤 （《肘后备急方》）	葱白一握，淡豆豉一升	水煎温服	发汗解表	伤寒初起，恶寒发热，头痛鼻塞，无汗等症

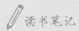读书笔记

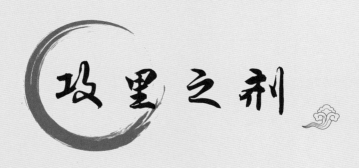

攻里之剂

攻里之剂，即泻下剂，是以泻下药为主组成，具有排泄肠内宿食、热邪壅滞或寒实积聚等作用的方剂。泻下剂又有温阳通便（温下）、泻热通便（寒下）、润肠通便（润下）的不同分类。临症应用当精准选择。

大承气汤

🌀 **大承气汤用芒硝，枳实厚朴大黄饶，**

救阴泻热功偏擅，急下阳明有数条。

【组方】

君药	臣药	佐使药	
 大黄 四两 泻热通便	 芒硝 三合 软坚润燥	 厚朴 八两 行气散结	 枳实 五枚 消痞除满

注：1 合 ≈ 20 毫升。

【方析】

大承气汤出自张仲景的《伤寒论》，用于治疗阳明腑实证。方中大黄泻热通便，荡涤肠胃，为君药。芒硝助大黄泻热通便，并能软坚润燥，为臣药。二药相须为用，峻下热结之力

峻下热结。主治阳明腑实证。症见身热汗出，心下痞塞不通（痞），胸腹胀满（满），大便干燥（燥），腹痛拒按，或热结旁流，下利清水，其气臭秽（实），舌苔黄燥起刺，脉滑实。

急下阳明有数条：是指张仲景在《伤寒论》中有好多条原文，专门讨论阳明病运用大承气汤的急下标准。

水煎，先煮枳实、厚朴，后下大黄、芒硝溶服，分两次温服。若便通则停服第二次。

甚强；积滞内阻，则腑气不通，故以厚朴、枳实行气散结，消痞除满，并助硝、黄推荡积滞以加速热结之排泄，共为佐使。四药相合，共奏峻下热结之功。

轻下热结。主治阳明腑轻实证。症见大便不通，谵语潮热，脘腹痞满，舌苔黄腻，脉滑疾；或痢疾初发，腹中胀痛，里急后重等。

谵狂：指阳明实热扰及神明时，出现神志不清，胡言乱语的重证。

中风：病症名，也称卒中。指突然晕仆，不省人事，或突然半身不遂，口眼歪斜，言语不利的病症。

水煎分两次服。若便通停服第二次。

小承气汤

🌀 **小承气汤朴实黄，谵（zhān）狂痞硬上焦强，**

益以羌活名三化，中风闭实可消详。

【组方】

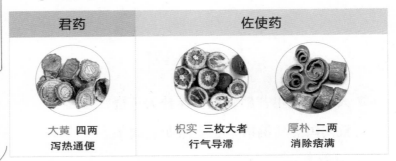

君药	佐使药	
大黄 四两 泻热通便	枳实 三枚大者 行气导滞	厚朴 二两 消除痞满

【方析】

小承气汤出自张仲景的《伤寒论》，用于治疗阳明腑轻实证。方中以厚朴、枳实去上焦、中焦满闷、痞胀，以大黄荡胃中之实热。诸药合用，可以轻下热结，除满消痞。

【附方】

方 名	组 方	用 法	功 效	主 治
三化汤 （《素问病机气宜保命集》）	小承气汤加羌活	水煎服	通便散风	类中风外无表证，内有二便不通者。体壮之人方可服用

枳实导滞丸

🌀 **枳实导滞首大黄，芩连曲术茯苓襄，**
　　泽泻蒸饼糊丸服，湿热积滞力能攘（rǎng），
　　若还后重兼气滞，木香导滞加槟榔。

消食导滞，清热祛湿。主治湿热食积。症见脘腹胀满，下利泄泻，或大便秘结，小便短赤，舌苔黄腻，脉沉有力。

【组方】

君药	臣药		佐药

大黄 一两
攻积泻热

黄芩 三钱
泻火解毒

黄连 三钱
清热燥湿

枳实 五钱
消除胀满

攘：排除。

神曲 五钱
消食化滞

白术 三钱
补脾固胃

茯苓 三钱
健脾利湿

泽泻 二钱
利水渗湿

所有药都研为细末，用蒸饼泡成糊，掺入药末做成梧桐子大的药丸，每服五十至九十丸，温水送服。

【方析】

　　枳实导滞丸出自李东垣的《内外伤辨惑论》。湿热食积，阻滞肠胃，为本方主证。积滞内停，气机壅滞，故脘腹胀痛，为次要症状。食积不化，湿热内停，也可见泄泻下利。方中大黄攻积泻热，使积滞从大便出，为君药。黄芩、黄连清热燥湿，厚肠止痛，为臣药。枳实行气导滞，消除胀满；神曲消食化滞；白术、茯苓、泽泻健脾利湿，共为佐药。诸药配合，攻积导滞，清热祛湿，诸症自愈。本方泄泻、下利，为"通因通用"法。

📝 读书笔记

【附方】

方 名	组 方	用 法	功 效	主 治
木香导滞丸（《松崖医径》）	枳实导滞丸加木香、槟榔而成	温水开水服	顺气宽胸，和胃导滞	可治兼有后重气滞的湿热积滞证

调胃承气汤

🌀 调胃承气硝黄草，甘缓微和将胃保，

　　不用朴实伤上焦，中焦燥实服之好。

缓下热结。主治阳明腑实缓证。症见大便不通，恶热口渴，舌苔黄，脉滑数；以及胃肠积热引起的发斑吐衄，口齿咽痛等。

水煎，冲服芒硝。

读书笔记

【组方】

君药	臣药	佐药
大黄 四两 泻火通结	芒硝 半升 软坚润燥	炙甘草 二两 调和药性

注：半升 ≈ 39.0625 克。

【方析】

　　调胃承气汤出自张仲景的《伤寒论》，用于治疗阳明腑实缓证。方中大黄苦寒，泻火通结为君；芒硝咸寒，软坚润燥为臣；炙甘草甘缓和中，益气养胃，以缓硝、黄之苦泄，使药力缓缓下行为佐。燥热得解，胃气自和，故名调胃承气汤。

木香槟榔丸

木香槟榔青陈皮，枳柏茱连棱术随。
大黄黑丑兼香附，芒硝水丸量服之，
一切实积能推荡，泻痢食疟用咸宜。

【组方】

君药		臣药	
木香 一两 调中止痛	槟榔 一两 行气消胀	大黄 三两 攻积导滞	牵牛子 四两 泄热通便

佐药			
		陈皮 一两 理气和胃	莪术 一两 祛瘀行气
青皮 一两 疏肝理气	香附 四两 消积止痛		

黄连 一两
清热泻火

黄柏 三两
燥湿解毒

【方析】

木香槟榔丸出自张子和的《儒门事亲》。本方主治湿热

攻积泄热，行气导滞。主治痢疾、食积。症见赤白痢疾，里急后重；或食积内停，脘腹胀满，大便秘结，舌苔黄腻，脉沉实。

食疟：疟疾的一种，多由饮食不节，营卫失和、中脘生痰所致，常见症状为喜饥不能食、腹大喜呕、寒热交作等。

所有药共研细末，用芒硝冲水为丸，如豌豆大，每次服二至三钱，每日服两三次。

✏ 读书笔记

食积证，其病机核心为食积停滞，壅塞气机，湿蕴生热，治疗宜行气导滞、攻积泄热。方中用木香、槟榔行气导滞，调中止痛，消脘腹胀满，除里急后重，为君药。大黄、牵牛子攻积导滞，泄热通便；青皮、香附疏肝理气，消积止痛，助木香、槟榔行气导滞，共为臣药。莪术祛瘀行气，散结止痛；陈皮理气和胃，健脾燥湿；黄连、黄柏清热燥湿而止痢，均为佐药。诸药合用，以行气导滞为主，配以清热、攻下、活血之品，共奏行气导滞、攻积泄热之功。

攻下冷积，温补脾阳。主治阳虚寒积症。症见便秘腹痛，脐下绞痛，绕脐不止，手足欠温，苔白不渴，脉沉弦而迟。

寒积：阴寒凝滞引起的大便秘结。

水煎，分两次服。大黄后下，芒硝用药汁冲服。

温脾汤

🌀 温脾参附与干姜，甘草当归硝大黄，

　寒热并行治寒积，脐腹绞结痛非常。

【组方】

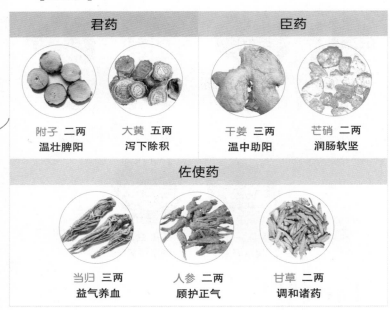

君药		臣药	
附子 二两 温壮脾阳	大黄 五两 泻下除积	干姜 三两 温中助阳	芒硝 二两 润肠软坚

佐使药		
当归 三两 益气养血	人参 二两 顾护正气	甘草 二两 调和诸药

【方析】

温脾汤出自孙思邈的《备急千金要方》，用于治疗冷积内停证。方中附子配大黄为君，用附子之大辛大热温壮脾阳，解散寒凝，配大黄泻下已成之冷积。芒硝润肠软坚，助大黄泻下攻积；干姜温中助阳，助附子温中散寒，均为臣药。人参、当归益气养血，以顾护正气，为佐。甘草既助人参益气，又可调和诸药为使。诸药协力，使寒邪去，积滞行，脾阳复。

蜜煎导法

🌀 **蜜煎导法通大便，或将胆汁灌肛中，**

不欲苦寒伤胃腑，阳明无热勿轻攻。

【组方】

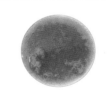

食蜜 七合
润肠通便

注：一合约等于20毫升，"七合"的用量约为140毫升。

【方析】

本方出自张仲景的《伤寒论》。由蜂蜜组成，具有润肠通便之功效，用于治疗肠燥津枯，便秘。阳明发汗后，津液大伤，仅有大便秘结，而无潮热谵语之象，不能用承气之类，以免更伤胃气。方中一味蜂蜜润肠通便，将蜂蜜从肛门塞入。主要是借蜂蜜的润滑之性，使粪便易于排出。内无热邪之虚性便秘，可用此法，免伤胃气。

润肠通便。主治津液不足，大便燥结。

将蜂蜜放在铜器内，用微火煎，时时搅和，不可发焦，等煎至可用手捻作锭时取下，稍候，趁热做成手指粗，两头尖，长二寸左右的锭状物。用时塞入肛门。

📝 读书笔记

【附方】

方名	组方	用法	功效
猪胆汁导法（《伤寒论》）	大猪胆一枚，醋少许	将一竹管削净并将一端磨滑，插入肛门内，将已混好的胆汁灌入肛门内	润肠通便

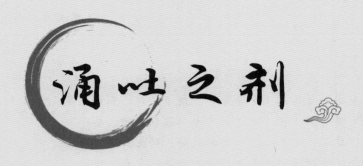

涌吐之剂

名家带你读

　　涌吐之剂，即涌吐剂，是以催吐药物为主组成的方剂，可促使咽喉、胸膈及胃里的产物或有形实邪涌吐外出，让病证得以缓和或解除的剂型，主要适用于痰涎壅塞、宿食停滞、误食毒物等三类病证。

开关涌吐。主治中风闭证。症见痰涎壅盛，喉中痰声辘辘，心神瞀闷，气塞不通，四肢不利，或仆倒不省，或口角似歪，微有涎出，脉滑实有力者。

班：同等，并列。

眩仆：头晕目眩，跌倒昏仆。

两味药共研为细末，每服半钱，温开水调下。

稀涎散

🌊 稀涎皂角白矾班，或益藜芦微吐间，

　　风中痰升人眩仆，当先服此通其关。

　　通关散用细辛皂，吹鼻得嚏保生还。

【组方】

君药	佐使药
白矾 一两	猪牙皂角 四梃（枚）
软顽痰	通窍

【方析】

　　稀涎散出自唐慎微的《经史证类备急本草》，引用了南宋医家严用和之方，用于治疗痰涎壅盛之中风闭证。方中白矾酸寒涌泄，化顽痰，开关涌吐。猪牙皂角辛温而咸，辛能开窍，温能化痰，咸能散结，善开关涌吐。全方配伍，辛散酸苦涌泄，善开关催吐，故善治卒中所致诸症。

瓜蒂散

瓜蒂散中赤小豆，或入藜芦郁金凑。

此吐实热与风痰，虚者参芦一味匀，

若吐虚烦栀豉汤，剧痰乌附尖方透，

古人尚有烧盐方，一切积滞功能奏。

【组方】

君药	臣药
瓜蒂 一分 涌吐痰涎宿食	赤小豆 一分 祛湿除烦懑

【方析】

瓜蒂散出自张仲景的《伤寒论》，用于治疗痰涎、宿食壅滞胃脘。方中瓜蒂味苦，善于涌吐痰涎宿食，为君药。赤小豆味酸平，能祛湿除烦懑，为臣药。君臣配伍，相须相益，酸苦涌泻，增强催吐之力。以淡豆豉煎汤调服，取其轻清宣泄之性，宣解胸中邪气，利于涌吐，又可安中护胃，使在快吐之中兼顾护胃气。三药合用，涌吐痰涎宿食，宣越胸中邪气，使壅滞胸脘之痰食得以涌吐排出，诸症自解。

涌吐痰涎宿食。主治痰涎宿食，壅滞胸脘。症见胸中痞硬，烦懊不安，气上冲咽喉不得息，寸脉微浮者。

风痰：病症名，痰证的一种。指素有痰疾，因感受风邪或因风热怫郁而发。

虚烦：指状如伤寒，但不恶寒，身不疼痛，头不痛，脉不紧数，独热者。

将两味药研细末和匀，每服一分，用淡豆豉三分煎汤送服。不吐者，少加，或用洁净翎毛探喉取吐。

【附方】

方　名	组　方	用　法	功　效	主　治
三圣散（《儒门事亲》）	防风、瓜蒂各三两，藜芦加减用之，或一两，或半两，或一分	研成细末，每次用热水煎服五钱取吐。另一方瓜蒂、郁金共研细末，韭菜汁调服后，再用鹅翎探吐	涌吐风痰	中风闭证。症见失声闷乱，口眼㖞斜或不省人事，脉浮滑实，牙关紧闭者
栀子豉汤（《伤寒论》）	栀子、香豉各三钱	先煮栀子，后纳豉，水煎服。得吐者，止后服	清宣郁热	身热虚烦不眠，胸脘痞满，按之软而不硬，嘈杂似饥，但不欲食，舌红，苔微黄者
乌附尖方（《本草纲目》）	乌头和地浆水（在土地上掘一坑，将水倒入，搅拌后澄清，取上层清水即得，有解毒作用）	煎服	涌吐痰涎	寒痰食积，痰厥壅塞上焦者
烧盐方（《千金要方》）	食盐	将盐用开水调成饱和盐汤，每服加2000毫升，服后探吐，以吐尽宿食为度	涌吐宿食	宿食停滞或干霍乱。症见欲吐而不吐，欲泻而不泻，心腹坚满痛者

读书笔记

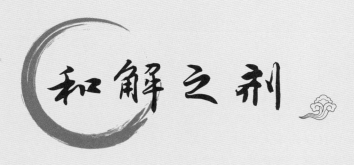

和解之剂

名家带你读

和解之剂，即和解剂。是采用调和方法，用来治疗少阳病和肝脾不和等病证的一类方剂。虽然和解剂的作用一般都比较缓和，但也不可滥用。

小柴胡汤

小柴胡汤和解供，半夏人参甘草从，

更用黄芩加姜枣，少阳百病此为宗。

【组方】

君药	臣药	佐使药	
柴胡 半斤 疏散风热	黄芩 三两 清热解毒	人参 三两 大补元气	生姜 三两 温中止呕
大枣 十二枚 补中益气	半夏 半升 燥湿化痰	炙甘草 三两 调和药性	

注：半升 ≈ 39.0625 克。

和解少阳。主治：①伤寒少阳证。症见往来寒热，胸胁苦满，默默不欲饮食，心烦喜呕，口苦，咽干，头晕，舌苔薄白，脉弦者；②妇人伤寒，热入血室，以及疟疾、黄疸与内伤杂病而见少阳证者。

少阳百病此为宗：治疗少阳病的许多方剂都由此方演变而来。

水煎，分两次温服。

【方析】

小柴胡汤出自张仲景的《伤寒论》，可用于治疗伤寒少阳证。方中柴胡苦平，入肝胆经，透泄少阳之邪，并能疏泄气机之瘀滞，使少阳半表之邪得以疏散，为君药。黄芩苦寒，清泄少阳半里之热，为臣药。柴胡之升散，得黄芩之降泄，两者配伍，是和解少阳的基本结构。胆气犯胃，胃失和降，佐以半夏、生姜和胃降逆止呕；邪从太阳传入少阳，缘于正气本虚，故又佐以人参、大枣益气健脾，一者取其扶正以祛邪，一者取其益气以御邪内传，俾正气旺盛，则邪无内向之机。炙甘草助参、枣扶正，且能调和诸药，为使药。诸药合用，以和解少阳为主，兼补胃气，使邪气得解，枢机得利，胃气调和，则诸症自除。

透邪解郁，疏肝理脾。主治：①肝脾不和，症见腹痛，或泻痢下重；②阳证热厥，症见手足厥逆，但上不过肘，下不过膝，久按则有微热，脉弦。

须：同"需"。需要。

厥逆：病症名。指手足不温，四肢厥冷。

四逆散

🌀 **四逆散里用柴胡，芍药枳实甘草须，**
　　此是阳邪成厥逆，敛阴泄热平剂扶。

【组方】

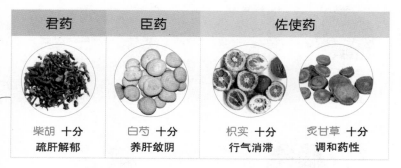

君药	臣药	佐使药	
柴胡 十分 疏肝解郁	白芍 十分 养肝敛阴	枳实 十分 行气消滞	炙甘草 十分 调和药性

水煎后分两次服。

【方析】

四逆散出自张仲景的《伤寒论》，用于治疗阳郁厥逆证。方中取柴胡入肝胆经升发阳气，疏肝解郁，透邪外出，为君药。白芍敛阴养血柔肝，为臣药。佐以枳实理气解郁，泄热破结，与柴胡为伍，一升一降，加强舒畅气机之功，并奏升清降浊之效；与白芍相配，又能理气和血，使气血调和。使以炙甘草，调和诸药，益脾和中。综合四药，共奏透邪解郁、疏肝理脾之效，使邪去郁解，气血调畅，清阳得伸，四逆自愈。

黄连汤

平调寒热，和胃降逆。主治伤寒胸中有热，胃有邪气，腹痛，欲呕者。

🌀 **黄连汤内用干姜，半夏人参甘草藏，**

　更用桂枝兼大枣，寒热平调呕痛忘。

寒热平调：指寒凉药与温热药药味相近，药力相当。

【组方】

君药	臣药	
黄连 三两 泻胸中之热	干姜 三两 温胃散寒	桂枝 三两 辛散温通

水煎，分两次温服。

佐使药			
半夏 半升 和胃降逆	人参 二两 益气和中	大枣 十二枚 补中益气	炙甘草 三两 调和药性

注：半升 ≈ 39.0625 克。

【方析】

黄连汤出自张仲景的《伤寒论》，用于胸中有热、胃中有寒，上热下寒证。方中黄连苦寒，上清胸中之热，干姜、桂枝辛温，下散胃中之寒，二者合用，辛开苦降，寒热并投，上下并治，以复中焦升降之职；更以半夏和胃降逆，人参、炙甘草、大枣益胃和中。合而用之，能使寒散热消，中焦得和，阴阳升降复常，痛呕自愈。

清肠止痢，和中止痛。主治泄泻或下利脓血，身热但不发恶寒，心下痞，腹痛，口苦，舌红苔腻，脉弦数。

利：通"痢"，腹泻。

黄芩汤

黄芩汤用甘芍并，二阳合利枣加烹，
　　此方遂为治痢祖，后人加味或更名。
　　再加生姜与半夏，前症兼呕此能平，
　　单用芍药与甘草，散逆止痛能和营。

【组方】

水煎，分两次服。

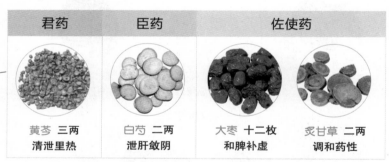

君药	臣药	佐使药	
黄芩 三两 清泄里热	白芍 二两 泄肝敛阴	大枣 十二枚 和脾补虚	炙甘草 二两 调和药性

【方析】

黄芩汤出自张仲景的《伤寒论》，主治热泻、热痢。方中黄芩苦寒，清泄少阳、阳明之热；白芍酸寒，益阴和营，土中泻木；炙甘草、大枣益脾和中，顾护正气。综观全方，可使少阳邪热得清，枢机得利，里气因和则腹痛下利，诸症可愈，太阳表邪自然解除。后世治痢之方，多是从本方化裁而成。

【附方】

方 名	组 方	用 法	功 效	主 治
黄芩加半夏生姜汤（《伤寒论》）	黄芩汤加半夏三钱，生姜三片	水煎服	清热止痢，降逆止呕	黄芩汤兼见呕吐痰水
芍药甘草汤（《伤寒论》）	芍药三两，甘草二两	水煎服	缓急止痛	胃气不和、腹痛或误汗后脚挛急等

逍遥散

☁ 逍遥散用当归芍，柴苓术草加姜薄，

　散郁除蒸功最奇，调经八味丹栀（zhī）着。

疏肝解郁，养血健脾。主治肝郁脾虚血虚证。症见两胁胀痛，头痛目眩，神疲食少，口燥咽干或往来寒热，或月经失调，乳房胀痛，脉弦而虚。

着：添加。

【组方】

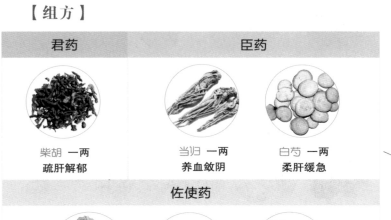

君药	臣药	
柴胡 一两 疏肝解郁	当归 一两 养血敛阴	白芍 一两 柔肝缓急

佐使药

白术 一两　　　茯苓 一两　　　炙甘草 半两
健脾和胃　　　和中健脾　　　补中益气

加煨生姜二片，薄荷三五分，水煎，分两次服。

【方析】

逍遥散出自《太平惠民和剂局方》，用于治疗肝郁血虚脾弱。方中柴胡疏肝解郁，当归、白芍养血柔肝，白术、炙甘草、茯苓健脾养心，薄荷助柴胡以散肝郁，煨生姜温胃和中。诸药合用，可收肝脾并治，气血兼顾的效果。凡属肝郁血虚，脾胃不和者，皆可化裁应用。

健脾祛湿，化痰截疟。主治疟疾痰湿内遏。症见热重寒轻，口苦心烦，胸膈满闷，小便黄赤，舌苔白腻，脉象弦滑数。

阳疟：疟疾中属阳热性质的一类。

加生姜三片，于疟疾发作前两小时煎服。

清脾饮

🌊 清脾饮用青朴柴，苓夏甘芩白术偕，

　　更加草果姜煎服，热多阳疟此方佳。

【组方】

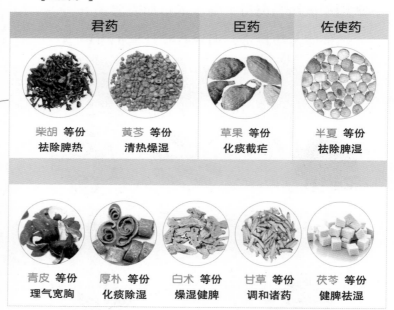

君药		臣药	佐使药
柴胡 等份 祛除脾热	黄芩 等份 清热燥湿	草果 等份 化痰截疟	半夏 等份 祛除脾湿
青皮 等份 理气宽胸	厚朴 等份 化痰除湿	白术 等份 燥湿健脾 　甘草 等份 调和诸药	茯苓 等份 健脾祛湿

【方析】

清脾饮出自严用和的《严氏济生方》，用于治疗热疟（疟疾痰湿化热）。方中青皮、厚朴清去脾部之痰，半夏、茯苓清去脾中之湿，柴胡、黄芩清去脾中之热，白术、甘草清去脾脏之虚，而草果又清膏粱之痰。诸药合用，共奏扶正祛邪、健脾祛湿之效。

藿香正气散

藿香正气大腹苏，柑桔陈苓术朴俱，

夏曲白芷加姜枣，感伤岚瘴（zhàng）并能祛。

【组方】

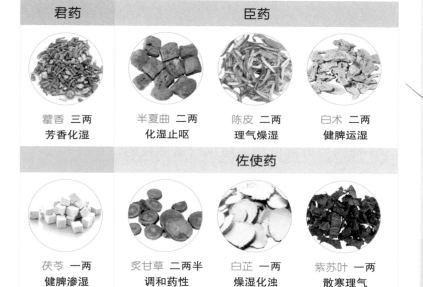

君药	臣药		
藿香 三两 芳香化湿	半夏曲 二两 化湿止呕	陈皮 二两 理气燥湿	白术 二两 健脾运湿

佐使药

茯苓 一两 健脾渗湿	炙甘草 二两半 调和药性	白芷 一两 燥湿化浊	紫苏叶 一两 散寒理气

桔梗 二两
宣肺利膈

大腹皮 一两
行气化湿

厚朴 三两
畅中行滞

解表化湿，理气和中。主治：①外感风寒，内伤湿滞证，症见发热恶寒，头痛，胸脘满胀，舌苔白腻；②霍乱以及感不正之气者。

俱：在一起。

岚瘴：山林间的不正之气。人感受此气会得病。

加生姜三片，大枣两枚，水煎后分两次服。

读书笔记

【方析】

藿香正气散出自《太平惠民和剂局方》，用于治疗外感风寒内伤湿滞证。方中藿香为君，既以其辛温之性而解在表之风寒，又取其芳香之气而化在里之湿浊，且可辟秽和中而止呕，为治霍乱吐泻之要药。半夏曲、陈皮理气燥湿，和胃降逆，以止呕；白术、茯苓健脾运湿，以止泻，共助藿香内化湿浊而止吐泻，俱为臣药。湿浊中阻，气机不畅，故佐以大腹皮、厚朴行气化湿，畅中行滞，且寓气行则湿化之义；紫苏叶、白芷辛温发散，助藿香外散风寒，紫苏叶尚可醒脾宽中，行气止呕，白芷兼能燥湿化浊；桔梗宣肺利膈，既益解表，又助化湿；煎用生姜、大枣，内调脾胃，外和营卫。使以炙甘草调和药性，并协姜、枣以和中。方中诸药相配，化湿解表，升清化浊，为夏季家中必备方剂。

补脾泻肝。主治痛泻。症见肠鸣腹痛，大便泄泻，泻必腹痛，泻后痛缓，舌苔薄白，脉两关不调，左弦而右缓。

煎丸酌：用煎剂还是丸剂，应根据病情酌酌选用。

痛泻要方

痛泻要方陈皮芍，防风白术煎丸酌，
补泻并用理肝脾，若作食伤医更错。

【组方】

水煎，分两次服。也可以依照原量研末作丸剂。

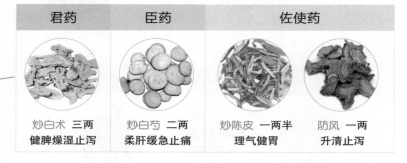

君药	臣药	佐使药	
炒白术 三两 健脾燥湿止泻	炒白芍 二两 柔肝缓急止痛	炒陈皮 一两半 理气健胃	防风 一两 升清止泻

【方析】

痛泻要方出自朱丹溪的《丹溪心法》，用于治疗脾虚肝郁之痛泻。方中白术苦甘而温,补脾燥湿以治土虚,为君药。白芍酸寒,柔肝缓急止痛,与白术相配,于土中泻木,为臣药。陈皮辛苦而温,理气燥湿,醒脾和胃,为佐药。配伍少量防风,具升散之性,与术、芍相伍,散肝郁,舒脾气,且有燥湿以助止泻之功,又为脾经引经之药,故兼具佐使之用。四药相合,可以补脾胜湿而止泻,柔肝理气而止痛,使脾健肝柔,痛泻自止。

六和汤

🌀 六和藿朴杏砂呈,半夏木瓜赤茯苓,

术参扁豆同甘草,姜枣煎之六气平,

或益香薷或苏叶,伤寒伤暑用须明。

【组方】

君药	臣药		
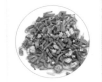 藿香 二两 醒脾祛湿	 白扁豆 二两 散暑和脾	 木瓜 二两 平肝舒筋	 厚朴 四两 舒脾行气
	 人参 一两 补气健脾	 白术 一两 益气健脾	 半夏 一两 降逆止呕

赤茯苓 二两
利水渗湿

消暑化湿,健脾和胃。主治暑湿外袭,脾胃失和。症见霍乱吐泻,倦怠久睡,胸膈痞闷,头目昏痛,身体困倦,恶寒发热,口微渴,舌苔白滑者。

六和:风、暑、湿、火、燥、寒等六淫之和均能抵御。

伤暑:病名。夏月中暑病症的总称。

入生姜三片,大枣一枚,水煎分两次服。

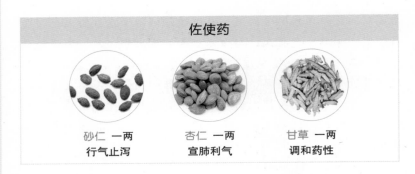

佐使药

砂仁 一两
行气止泻

杏仁 一两
宣肺利气

甘草 一两
调和药性

【方析】

六和汤出自《太平惠民和剂局方》，可用于治疗暑湿外袭，脾胃失和。方中藿香、砂仁、杏仁、厚朴香能舒脾，辛能行气，而砂仁、厚朴兼能化食。木瓜酸能平肝舒筋。白扁豆、赤茯苓淡能渗湿清热，而白扁豆又能散暑和脾。半夏辛温，散逆而止呕。人参、白术甘温，补正以匡邪。甘草补中，调和诸药。姜枣发散而调营卫。诸药相配，共奏消暑化湿、健脾和胃之功。

读书笔记

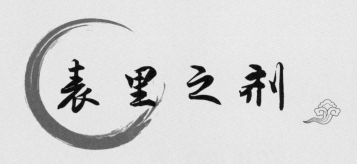

表里之剂

名家带你读

　　表里之剂，即表里双解剂，是具有解表、攻里双解作用的方剂。是以解表药配合泻下、温里、清里等药物为主组成。

葛根黄芩黄连汤

🌀 **葛根黄芩黄连汤，甘草四般治二阳，**

　　解表清里兼和胃，喘汗自利保平康。

【组方】

君药	臣药		佐使药
葛根 半斤 解表退热	黄芩 三两 清热燥湿	黄连 三两 厚肠止利	炙甘草 二两 调和诸药

解表清里。主治表证未解，热邪入里。症见身热，下利臭秽，肛门灼痛，胸脘烦热，口干作渴，或喘而汗出，舌红苔黄，脉数或促。

二阳：太阳病、阳明病。

水煎，先煮葛根，分两次温服。

【方析】

　　葛根黄芩黄连汤出自张仲景的《伤寒论》。用于治疗表证未解，热邪入里证。方中重用葛根为君，甘辛而凉，入脾胃经，既能解表退热，又能升发脾胃清阳之气而治下利。以苦寒之黄连、黄芩为臣，清热燥湿，厚肠止痢。炙甘草甘缓和中，疏风解表，泻热通便。主治风热壅盛，表里俱实。症见憎寒发热，头目昏眩，目赤睛痛，口苦舌干，咽喉不利，胸膈痞闷，咳呕喘满，涕唾黏稠，便秘，溲赤。并治疮疡肿毒，肠风痔漏，丹斑瘾疹等。

饶：充足，多。

疡：一切外部感染都可称疡。

所有药研为粗末，每次服二钱，加生姜三片，水煎服，每日两次。或作汤剂，依原方用量比例，水煎服。

调和诸药，为本方佐使。四药合用，外疏内清，表里同治，使表解里和，热痢自愈。

防风通圣散

🌀 防风通圣大黄硝，荆芥麻黄栀芍翘，
　　柑桔芎归膏滑石，薄荷芩术力偏饶，
　　表里交攻阳热盛，外科疡毒总能消。

【组方】

君药			
麻黄 五钱 发汗解表	荆芥 五钱 疏风止痛	防风 五钱 邪从汗解	薄荷 五钱 散风热

臣药			
大黄 五钱 泻热通利	芒硝 五钱 破结通便	石膏 一两 清热泻火	黄芩 一两 清上焦热

佐药			
连翘 五钱 邪热解毒	桔梗 一两 辛散苦泄	栀子 五钱 清热利湿	滑石 五钱 利水渗温

当归 五钱	白芍 五钱	川芎 五钱	白术 五钱	甘草 二两
养血活血	敛阴和营	活血和营	健脾燥湿	调和诸药

【方析】

防风通圣散出自刘完素的《黄帝素问宣明论方》。可用于治疗风热壅盛，表里俱实证。方中防风、荆芥、麻黄、薄荷疏风解表，使邪从汗解；桔梗上浮清肺热，主升主出主开；大黄、芒硝泻热通利；栀子、滑石清热利湿，使热从便解；石膏、黄芩、连翘清肺胃之热；川芎、当归、白芍养血活血；白术健脾燥湿，主降主入主合；甘草和中缓急。方中诸药合用，表里双解，前后分消，诸症自愈。

三黄石膏汤

🌀 三黄石膏芩柏连，栀子麻黄豆豉全，
姜枣细茶煎热服，表里三焦热盛宣。

【组方】

君药

麻黄 三两	石膏 二两	黄芩 二两
发汗解表	清热除烦	清上焦热

发汗解表，清热解毒。主治伤寒里热已炽，表证未解。症见壮热不发汗，身重拘挛，鼻干口干，烦躁失眠，神昏谵语，脉滑数，发斑。

三焦：六腑之一。是脏腑外围最大的腑，又称外腑。有主持诸气，疏通水道的作用。

加生姜三片，大枣一枚，细茶叶一撮，水煎分两次服。

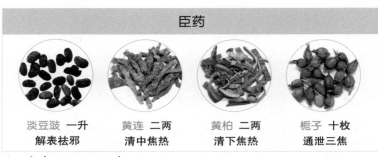

注：半升 ≈ 39.0625 克。

【方析】

三黄石膏汤出自陶节庵的《伤寒六书》。用于治疗表证未解，里热已盛证。方中黄芩泻上焦，黄连泻中焦，黄柏泻下焦，栀子通泻三焦之火以清里，麻黄、淡豆豉散寒发汗而解表，石膏能泻肺胃之火，生津除烦。生姜、大枣、细茶调和营卫，益气和中。诸药相合，实为治疗表里俱热、三焦火盛之良剂。

和解少阳，内泻热结。主治少阳、阳明合病。症见往来寒热，胸胁苦满，呕吐不止，郁闷烦躁，心下满痛或心下痞坚，大便不下或夹热下利，舌苔黄，脉弦数有力。

表兼里：指解表、攻里都适用。

水煎，分两次服。

大柴胡汤

🌀 大柴胡汤用大黄，枳实芩夏白芍将，

　煎加姜枣表兼里，妙法内攻并外攘，

　柴胡芒硝义亦尔，仍有桂枝大黄汤。

【组方】

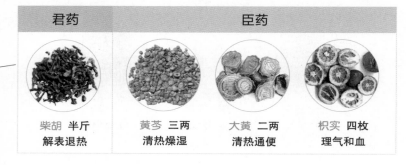

佐使药

| 半夏 半升
和胃降逆 | 生姜 五两
降逆止呕 | 白芍 三两
缓急止痛 | 大枣 十二枚
调和脾胃 |

注：半升 ≈ 39.0625 克。

【方析】

大柴胡汤出自张仲景的《伤寒论》，治疗少阳、阳明合病。方中重用柴胡为君药，配臣药黄芩和解清热，以除少阳之邪；轻用大黄配枳实以内泻阳明热结，行气消痞，亦为臣药。白芍柔肝缓急止痛，与大黄相配可治腹中实痛，与枳实相伍可以理气和血，以除心下满痛；半夏和胃降逆，配伍大量生姜，以治呕逆不止，共为佐药。大枣与生姜相配，能和营卫而行津液，并调和脾胃，功兼佐使。诸药合用，共奏和解少阳、内泻结热之功。

【附方】

方 名	组 方	用 法	功 效	主 治
柴胡加芒硝汤（《伤寒论》）	柴胡汤的三分之一加芒硝三钱	水煎服	和解少阳，内泻热结	小柴胡汤所治之证，有腹中坚，大便燥结；或治大柴胡汤证误用泻下，肠津已伤，里实未解者
桂枝加大黄汤（《伤寒论》）	桂枝汤加重芍药三钱，大黄二钱组成	水煎服	外解太阳，内泻热结	太阳病误下后，邪陷太阴，表证未愈，腹满疼痛，大便燥结者

✏ 读书笔记

五积散

> 五积散治五般积，麻黄苍芷芍归芎，
> 枳桔桂苓甘茯朴，陈皮半夏加姜葱，
> 除桂枳陈余略炒，熟料尤增温散功，
> 温中解表祛寒湿，散痞调经用各充。

解表温里，顺气化痰，活血消积。主治外感风寒，内伤生冷。症见身热无汗，头痛身疼，项背拘急，胸满恶食，呕吐腹痛，以及妇女气血不和，心腹疼痛，月经不调等。

主治：寒积、食积、气积、血积、痰积。

上除枳壳、桂两件外，余细锉，用慢火炒令色变，摊冷，入枳壳、桂令匀。每服三钱，加生姜三片，同煎热服。或随用量比例水煎服。

【组方】

君药

 麻黄 六两 发汗祛湿

白芷 三两 祛湿解表

 苍术 二十四两 燥湿健脾

干姜 四两 温里祛寒

 肉桂 三两 温中散寒

佐使药

 枳壳 六两 降气除满

 厚朴 四两 燥湿化痰

 半夏 三两 止呕逆

 陈皮 六两 理气化痰

 茯苓 三两 健脾化湿

 当归 三两 养血和血

 芍药 三两 养血柔肝

 川芎 三两 调经止痛

 桔梗 十二两 消除痞满

 炙甘草 三两 调和诸药

【方析】

五积散出自《太平惠民和剂局方》。本方为治寒、湿、气、血、痰五积而设，故而得名。外感风寒，内伤生冷为本方主证。痰湿内停，气血不和，故胸满恶食，呕吐腹痛，或月经不调，均为兼证。方中麻黄、白芷、苍术发汗祛湿解表；干姜、肉桂温里祛寒，共为君药。厚朴、陈皮、半夏、茯苓燥湿健脾，理气化痰；当归、芍药、川芎养血和血，调经止痛；桔梗与枳壳同用，升降气机，消除痞满，共为佐药。炙甘草和中益气，调和诸药，为使药。诸药配伍，共奏发表温里、理气化痰、和血调经之功。

参苏饮

🌀 参苏饮内用陈皮，枳壳前胡半夏宜，
　　干葛木香柑橘茯，内伤外感此方推，
　　参前若去芎柴入，饮号芎苏治不瘥，
　　香苏饮仅陈皮草，感伤内外亦堪施。

益气解表，理气化痰。主治气虚外感风寒，内有痰饮。症见恶寒发热，无汗，头痛，鼻塞，咳嗽痰白，胸膈满闷，倦怠无力，气短懒言，舌苔白，脉弱。

推：推荐。

【组方】

君药	臣药		佐使药
紫苏叶 七钱半 外散风寒	葛根 七钱半 解肌发汗	人参 七钱半 益肺健脾	前胡 七钱半 降气化痰
桔梗 五钱 宣降肺气	半夏 七钱半 止咳化痰	陈皮 五钱 理气宽胸	枳壳 五钱 消胀除满

加姜三片，枣三枚，水煎分两次服。

| 木香 五钱 | 茯苓 七钱半 | 甘草 五钱 |
| 宽中利气 | 健脾渗湿 | 调和诸药 |

【方析】

参苏饮出自《太平惠民和剂局方》。虚人外感风寒为本方主证。内兼痰饮，故咳嗽痰白，胸膈满闷。方中紫苏叶辛温，归肺脾经，功擅发散表邪，又能宣肺止咳，行气宽中，故用为君药。臣以葛根解肌发汗，人参益气健脾，紫苏叶、葛根得人参相助，发散而不伤正。半夏、前胡、桔梗止咳化痰，宣降肺气；木香、枳壳、陈皮理气宽胸，醒脾畅中；茯苓健脾渗湿以助消痰。如此化痰与理气兼顾，既寓"治痰先治气"之意，又使升降复常，有助于表邪之宣散、肺气之开合，七药俱为佐药。甘草补气安中，兼和诸药，为佐使。诸药配伍，共成益气解表、理气化痰之功。

【附方】

方　名	组　方	用　法	功　效	主　治
芎苏饮（《澹寮集验秘方》）	前方去人参、前胡，加川芎、柴胡，用姜、枣同煎	水煎服	理气解表，散风止痛，化痰止咳	感受风寒，外有发热头痛恶寒，内有咳嗽吐痰等
香苏饮（《太平惠民和剂局方》）	香附、紫苏叶各四两，炙甘草一两，陈皮二两	水煎服，若作细末，入盐点服	理气解表	四时感冒，头痛发热，或兼内伤，胸膈满闷，嗳气，不欲饮食等

读书笔记

茵陈丸

茵陈丸用大黄硝，鳖甲常山巴豆邀，

杏仁栀豉蜜丸服，汗吐下兼三法超，

时气毒疠及疟痢，一丸两服量病调。

攻下涌吐，泄热荡实，发表散和。主治时行黄疸、疟疾、赤白下利等，属里实兼表证者。

时气毒疠：具有急性传染性的致病因素。

【组方】

君药			臣药
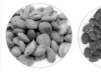 茵陈 二两 清热利湿	常山 三两 涌吐截疟	大黄 五钱 清泻通利	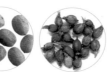 芒硝 二两 泻下清热

研成细末，用白蜜做成梧桐子大丸剂，每服一丸。药后或吐，或下，或汗，即停服；若服后无效，可酌加用量。

佐药				
杏仁 三两 下气开痹	豆豉 五合 解肌发汗	鳖甲 二两 滋阴退热	巴豆 一两 除脏腑冷积	栀子 二两 助吐疟痰

注：豆豉五合 ≈ 60 克。

【方析】

茵陈丸出自孙思邈的《备急千金要方》。本方主治湿热内停，实热内结，外兼表邪。方中茵陈利湿清热，是治黄疸要药；常山引吐截疟；大黄清泻通利，共为君药。芒硝泻下清热；杏仁、豆豉解肌发汗，为臣药。鳖甲滋阴，退阴血热，合常山可截疟；巴豆攻除脏腑冷积；栀子可配常山吐疟痰，共为佐药。诸药合用，汗吐下兼备，尤以涌吐、攻下为甚。本方药力峻猛非实证者慎用。

✎读书笔记

大羌活汤

🌀 大羌活汤即九味，己独知连白术暨（jì），

散热培阴表里和，伤寒两感差堪慰。

发汗解表，清热
养阴。主治风寒
湿邪外感，兼有
里热。症见头痛
发热，恶寒，口
干烦满而渴，舌
苔白腻，脉浮数。

暨：与、及、和
之意。

伤寒两感：即伤
寒阴经与阳经同
时俱病，实为表
里同病。

各药共为粗末，
每次五钱，水煎
分两次温服。病
不解，可再服
三四次，病愈即止。

✏️ 读书笔记

【组方】

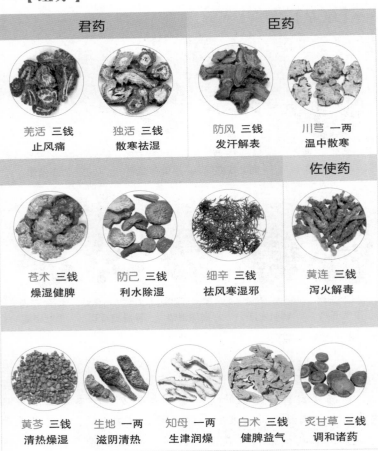

君药

羌活 三钱
止风痛

独活 三钱
散寒祛湿

臣药

防风 三钱
发汗解表

川芎 一两
温中散寒

苍术 三钱
燥湿健脾

防己 三钱
利水除湿

细辛 三钱
祛风寒湿邪

佐使药

黄连 三钱
泻火解毒

黄芩 三钱
清热燥湿

生地 一两
滋阴清热

知母 一两
生津润燥

白术 三钱
健脾益气

炙甘草 三钱
调和诸药

【方析】

大羌活汤出自王好古的《此事难知》。外感风寒湿邪为
其主证。入里化热伤阴，故口干烦满而渴，为其兼证。方中羌

活、独活同用，散寒祛湿，通利关节止痛，为君药。防风、苍术、防己、细辛、川芎助君药发汗解表，为臣药。黄连、黄芩清热燥湿；知母、生地黄清热滋阴；白术健脾益气，顾护中焦，共为佐药。炙甘草益气和胃，调和诸药，为使药。诸药配合，表里同治，汗不伤正，燥不伤阴。

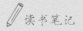

读书笔记

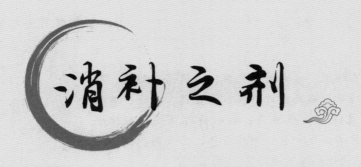

消补之剂

消补之剂，是指以消导药为主兼以补虚药相结合的一类方剂。补就是滋补强壮，消就是消导积滞。以健脾导滞和扶正消癥的方剂为主。

燥湿运脾，行气
和胃。主治湿滞
脾胃。症见脘胀、
不思饮食、口淡
无味、呕吐泄泻、
嗳气吞酸、肢体
沉重、怠懒嗜卧、
舌苔白腻且厚、
脉缓等。

此扩：此，指平
胃散。扩，即扩
充、扩展。

堪：可以。

平胃散

平胃散是苍术朴，陈皮甘草四般药，

除湿散满驱瘴岚，调胃诸方从**此扩**，

或合二陈或五苓，硝黄麦曲均堪着，

若合小柴名柴平，煎加姜枣能除疟，

又不换金正气散，即是此方加夏藿。

【组方】

君药	臣药	佐使药	
苍术 五斤 燥湿健脾	厚朴（姜制）三斤二两 行气除满	陈皮 三斤二两 理气和胃	甘草 三十两 调和诸药

这四味药共研细
末，每次服用二
钱，加生姜两片，
大枣两枚同煎，

【方析】

平胃散最初记载于周应的《简要济众方》，后在《太平惠民和剂局方》更加明确地标出了其主治病证，用于治疗湿滞脾胃证。方中以苍术为君药，以其辛香苦温，入中焦能燥湿健脾，使湿去则脾运有权，脾健则湿邪得化。臣以厚朴，本品芳化苦燥，长于行气除满，且可化湿。陈皮为佐，理气和胃，燥湿醒脾，以助苍术、厚朴之力。使以甘草，调和诸药，且能益气健脾和中。煎加姜、枣，以生姜温散水湿且能和胃降逆，大枣补脾益气以裹助甘草培土制水之功，姜、枣相合尚能调和脾胃。综观全方，燥湿以健脾，行气以祛湿，使湿去脾健，气机调畅，脾胃自和。

去姜枣，饭前服用。或以生姜、大枣煎汤送下；或六味药作汤剂水煎服。

【附方】

方　名	组　方	用　法	功　效	主　治
平陈汤（《症因脉治》）	本方加半夏、陈皮各五两，白茯苓三两，炙甘草一两半	加生姜二片，大枣两枚，水煎服	燥湿健脾，理气化痰	痰湿中阻，脾胃失和，胸膈痞闷，不思饮食，咳嗽，恶心呕吐等
加味平胃散（《丹溪心法》）	本方加麦芽、神曲	加生姜三片，水煎服	燥湿散满，消食和胃	湿滞脾胃，宿食不消，脘腹胀满，不思饮食，嗳腐吞酸。若有大便秘结症状，可加大黄、芒硝
柴平汤（《景岳全书》）	本方合小柴胡汤	加姜枣，水煎服	和解少阳，祛湿和胃	湿疟（疟疾夹有湿邪的病证）。症见身痛，手足沉重，寒多热少，脉濡等
不换金正气散（《太平惠民和剂局方》）	本方加藿香、半夏	加姜枣，水煎服	行气化湿，和胃止呕	四时伤寒瘴疫时气（感受四时不正之气）。症见腰背拘挛，咳嗽痰涎，霍乱吐泻

读书笔记

消食和胃。主治食积。症见脘腹痞满胀痛、嗳腐吞酸、恶心泛呕，或大便泄泻、舌苔厚腻、脉滑等。

菔子：即莱菔子，今北方口语称"萝卜"。

所有药研成细末，用神曲煮糊和丸如梧桐子大，每次服七八十丸，用炒麦芽煎汤送下。也可将麦芽一两研成细末，与和丸药中。或作汤剂，水煎服。用量按以原方十分之一为标准。

✏ 读书笔记

保和丸

🍃 保和神曲与山楂，苓夏陈翘菔（fú）子加，

　曲糊为丸麦汤下，亦可方中用麦芽，

　大安丸内加白术，中消兼补效堪夸。

【组方】

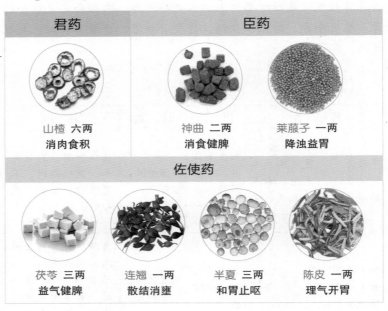

君药	臣药	
山楂 六两 消肉食积	神曲 二两 消食健脾	莱菔子 一两 降浊益胃

佐使药			
茯苓 三两 益气健脾	连翘 一两 散结消壅	半夏 三两 和胃止呕	陈皮 一两 理气开胃

【方析】

　　保和丸出自朱丹溪的《丹溪心法》。用于治疗食积证。方中重用山楂，能消一切饮食积滞，善于消肉食之积，为君药。神曲消食健脾，善于化酒食陈腐油腻之积；莱菔子下气消食祛痰，善于消谷面蔬菜之积，共为臣药。二药并用，以消各种饮食积滞。饮食积滞，浊气上逆，以半夏降逆燥湿，醒脾和胃止呕；气机壅滞，以陈皮理气化湿，醒脾和胃；以茯苓益气健脾，渗湿止泻；连翘散结清热。诸药相合，共奏消食和胃、清热祛湿之功，使食积得消，胃气得和，热清湿去，诸症自愈。

【附方】

方　名	组　方	用　法	功　效	主　治
大安丸（《丹溪心法》）	本方加白术二两	上为末，粥糊为丸服	消食健脾	饮食不消，气虚邪微以及小儿食积兼脾虚者

参苓白术散

🍂 **参苓白术扁豆陈，山药甘莲砂薏仁，**
　　桔梗上浮兼保肺，枣汤调服益脾神。

健脾益气，渗湿止泻，补肺气。主治脾胃虚弱夹湿证。症见食欲缺乏、疲劳乏力、便溏，或泻，或吐，体瘦，胸脘闷胀，舌苔白腻，脉细缓或虚缓等。

上浮：载药上行。

【组方】

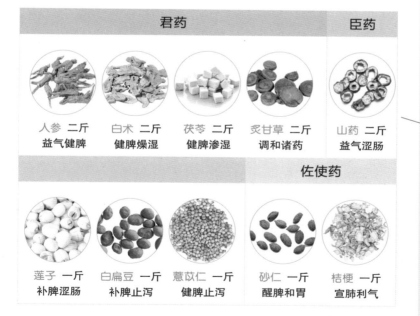

君药				臣药
人参 二斤 益气健脾	白术 二斤 健脾燥湿	茯苓 二斤 健脾渗湿	炙甘草 二斤 调和诸药	山药 二斤 益气涩肠

佐使药				
莲子 一斤 补脾涩肠	白扁豆 一斤 补脾止泻	薏苡仁 一斤 健脾止泻	砂仁 一斤 醒脾和胃	桔梗 一斤 宣肺利气

上药为末，每次服二钱，用大枣煎汤送下。本方做成丸药（水丸）即"参苓白术丸"，每次服6-9克，每日2次，用枣汤或温开水送下。或作汤剂水煎服，用量按原方比例酌情增减。

【方析】

参苓白术散出自《太平惠民和剂局方》，用于治疗脾虚湿盛及气机阻滞所致的水肿。方中以四君（人参、白术、茯苓、炙甘草）平补脾胃之气为君药。配以莲子之甘涩，薏苡仁、白扁豆、山药之甘淡，辅助白术既可健脾，又能渗湿而止泻。加砂仁之辛温芳香醒脾，佐四君更能促中心运化，使上下气机畅通，吐泻可止。桔梗为手太阴肺经引经药，配入本方，如舟楫载药上行，达于上焦以润肺。各药配伍，补其虚，除其湿，行其滞，调其气，两和脾胃，则诸症自解。

枳实消痞丸

🌀 **枳实消痞四君全，麦芽夏曲朴姜连，**
　蒸饼糊丸消积满，清热破结补虚痊。

消痞除满，健脾和胃。主治脾虚气滞，寒热互结。症见心下痞满，不欲饮食，倦怠乏力或胸腹痞胀，食少不化，大便不调。

四君：指四君子汤，由人参、白术、茯苓、炙甘草组成。

【组方】

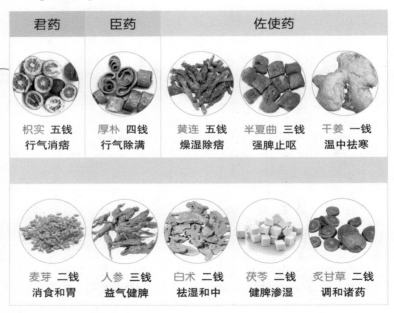

君药	臣药	佐使药		
枳实 五钱 行气消痞	厚朴 四钱 行气除满	黄连 五钱 燥湿除痞	半夏曲 三钱 强脾止呕	干姜 一钱 温中祛寒
麦芽 二钱 消食和胃	人参 三钱 益气健脾	白术 二钱 祛湿和中	茯苓 二钱 健脾渗湿	炙甘草 二钱 调和诸药

这十味药共研细末，用汤浸蒸饼成糊与药末和匀做成如梧桐子大的丸药，每次服五十至七十丸，温开水送下，日两次。也可做汤剂，水煎服。

【方析】

枳实消痞丸出自李东垣的《兰室秘藏》。方中枳实为君，苦辛微寒，行气消痞；臣以厚朴苦辛而温，行气除满。两者合用，以增行气消痞除满之效。黄连苦寒清热燥湿而除痞，半夏曲辛温散结而和胃，少佐干姜辛热温中祛寒，三味相伍，辛开苦降，平调寒热，共助枳、朴行气开痞除满之功；麦芽甘平，消食和胃；四君子汤益气健脾，祛湿和中，共为佐药。炙甘草还兼调药之用，亦为使药。诸药相合，除满消积，清热散结，补虚。

健脾丸

> 健脾参术与陈皮，枳实山楂麦芽随，
> 曲糊作丸米饮下，消补兼行胃弱宜，
> 枳术丸亦消兼补，荷叶烧饭上升奇。

健脾消食。主治脾胃虚弱，饮食内积。症见食少难消，脘腹痞闷，体倦少气。

【组方】

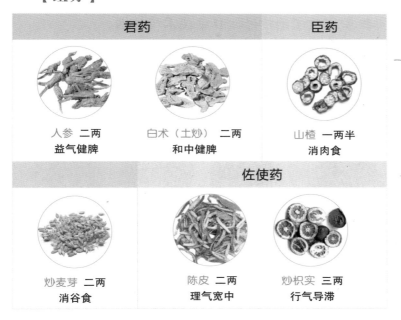

君药		臣药
人参　二两 益气健脾	白术（土炒）　二两 和中健脾	山楂　一两半 消肉食

佐使药		
炒麦芽　二两 消谷食	陈皮　二两 理气宽中	炒枳实　三两 行气导滞

各药共研细末，用一两神曲煮糊做成丸药，如梧桐子大，每次服三钱，用米汤或温开水送下。

【方析】

　　健脾丸出自《医方集解》，用于治疗脾胃虚弱，脾胃运化失常，饮食内停证。方中陈皮、炒枳实理气化积，山楂消肉食，神曲、炒麦芽消谷食，人参、白术益气强脾。诸药合用，脾健则泻止，食消则胃和，诸症自愈。

【附方】

方　名	组　方	用　法	功　效	主　治
枳术丸（《脾胃论》）	枳实一两、白术二两	二药同研为极细末，用荷叶裹包陈米烧饭为丸，如梧桐子大，每次服五十丸，白开水送下	健脾消痞	脾虚气滞，饮食停聚。症见不思饮食，胸脘痞满

软坚散结，行气活血，祛湿消癥。主治疟母。症见疟疾久而不愈，胁下结块，胁腹胀痛；以及腹中疼痛，肌体消瘦，饮食减少，疲乏无力等。

疟母：类似久疟后脾脏肿大的病证。

鳖甲饮子

🎵 鳖甲饮子治疟母，甘草芪术芍芎偶，
　　草果槟榔厚朴增，乌梅姜枣同煎服。

【组方】

水煎，分两次服。

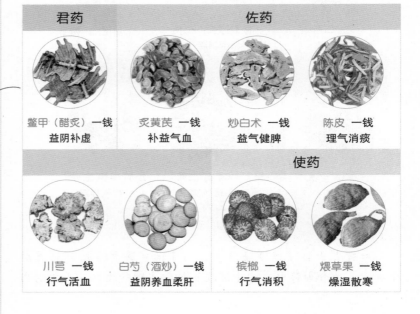

君药

鳖甲（醋炙）一钱
益阴补虚

炙黄芪 一钱
补益气血

佐药

炒白术 一钱
益气健脾

陈皮 一钱
理气消痰

使药

川芎 一钱
行气活血

白芍（酒炒）一钱
益阴养血柔肝

槟榔 一钱
行气消积

煨草果 一钱
燥湿散寒

厚朴 一钱	甘草 一钱	生姜 三片	大枣 一枚	乌梅 少许
燥湿除满	补肺益脾	温中祛寒	调补脾胃	引药入肝

【方析】

鳖甲饮子出自严用和的《济生方》，常用于治疗疟母。方中醋炙鳖甲咸平属阴，色青入肝，专能益阴补虚，消热散结。甘草、炙黄芪、炒白术助阳补气。酒炒白芍、川芎养血和阴，煨草果温胃，陈皮理气而消痰，槟榔破积，厚朴散满，乌梅酸敛入肝，生姜、枣和营卫。

葛花解醒汤

🌀 葛花解醒（chéng）香砂仁，二苓参术蔻青陈，

　　神曲干姜兼泽泻，温中利湿酒伤珍。

【组方】

君药	臣药		
葛花 五钱	神曲 二钱	白豆蔻仁 五钱	砂仁 五钱
解酒醒脾	消食和胃	开胃消食	醒脾和中

分消酒湿，温中健脾。主治饮酒过度，伤脾胃。症见眩晕呕吐，胸膈痞满，食欲缺乏，体倦，小便不利或泄泻。

解醒：能解除酒醉。

这十三味药共研极细末和匀，每次服用三钱，用白开水调服。

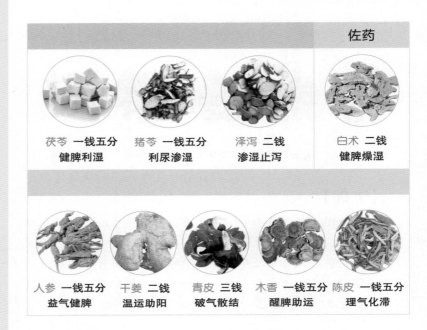

佐药

茯苓 一钱五分
健脾利湿

猪苓 一钱五分
利尿渗湿

泽泻 二钱
渗湿止泻

白术 二钱
健脾燥湿

人参 一钱五分
益气健脾

干姜 二钱
温运助阳

青皮 三钱
破气散结

木香 一钱五分
醒脾助运

陈皮 一钱五分
理气化滞

【方析】

葛花解酲汤出自李东垣的《内外伤辨惑论》，用于治疗嗜酒中虚。方中葛花为君药，甘寒芳香，长于解酒醒脾，其性轻清发散，能使酒湿从表而解。臣以神曲，消食和胃，尤擅消酒食陈腐之积；白豆蔻仁、砂仁理气开胃醒脾，除痞闷，增食欲；二苓、泽泻渗湿止泻，引酒湿从小便而去。饮酒过多，必伤脾胃，故又以人参、白术补中健脾，干姜温运化湿；木香、青皮、陈皮理气疏滞，以上共为佐药。方中诸药相配，祛酒湿，缓诸症。

读书笔记

理气之剂

名家 带你读

理气剂就是能够疏理气机、调理气分病证的方剂。包括疏气解郁、补中益气、温运中气、破气除胀、降气止逆及芳香开窍等多种方剂。

越鞠丸

越鞠（jū）丸治六般郁，气血痰火湿食因，

芎苍香附兼栀曲，气畅郁舒痛闷伸。

又六郁汤苍芎附，甘苓橘半栀砂仁。

行气解郁。主治六郁证。症见胸膈痞闷，脘腹胀痛，嗳腐吞酸，恶心呕吐，饮食不消。

六郁：指气郁、血郁、火郁、湿郁、痰郁、食郁。

【组方】

君药	臣药	佐药		
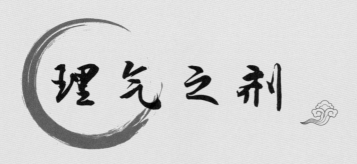 香附 等份 行气开郁	川芎 等份 止胸膈刺痛	苍术 等份 燥湿健脾	栀子 等份 清热泻火	神曲 等份 消食和胃

这五味药共研细末，用水做成丸药如绿豆大，每次服三钱，温开水送下。也可按原方用量比例酌情增减药量作汤剂，水煎服。

【方析】

越鞠丸出自朱丹溪的《丹溪心法》。气郁为本方主证。血郁、火郁、湿郁、痰郁、食郁均为本方兼证。故方中以香附行

气开郁，以治气郁，为君药。川芎为血中气药，行气活血，既助香附行气解郁，又可活血祛瘀，以治血郁，为臣药。苍术燥湿健脾，以治湿痰郁；栀子清热，治火郁；神曲消食治食郁；共为佐药。痰郁多由气郁而湿聚痰生，也与气、火、湿、食诸郁有关，诸药合用，气机流畅，五郁得解，痰郁自除。

【附方】

方　名	组　方	用　法	功　效	主　治
六郁汤（《医学正传》卷二引丹溪方）	川芎、醋炒香附、赤茯苓、陈皮、制半夏、栀子各一钱，苍术、砂仁、炙甘草各五分	诸药切细，作一服，加生姜三片，水煎服	行气解郁，祛湿化痰	与越鞠丸相同

正气天香散

🌀 **绀（gàn）珠正气天香散，香附干姜苏叶陈，**
乌药舒郁兼除痛，气行血活经自匀。

行气解郁，调经止痛。主治女子肝郁气滞；郁气上冲心胸之间。症见胁肋刺痛，月经不调，乳房胀痛。

绀珠：即罗知悌所著《心印绀珠经》的简称。

匀：匀称，和谐。

【组方】

各药研成细末，每次服三至六钱，水煎服。

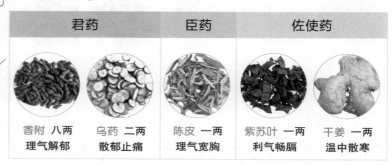

君药		臣药	佐使药	
香附　八两 理气解郁	乌药　二两 散郁止痛	陈皮　一两 理气宽胸	紫苏叶　一两 利气畅膈	干姜　一两 温中散寒

【方析】

　　正气天香散出自罗知悌的《心印绀珠经》。肝郁气滞，郁气上冲为本方主证。血行不畅，月经不调为兼证。方中重用香附理气解郁，调经止痛；乌药行气散郁止痛，为君药。陈皮助君药理气解郁，为臣药。紫苏叶助香附理血分之气；干姜温中散寒，通经活血止痛，共为佐药。诸药相配，使气行郁解，气行则血行，月经也就恢复正常。

补中益气汤

> 补中益气芪术陈，升柴参草当归身，
> 　虚劳内伤功独擅，亦治阳虚外感因，
> 　木香苍术易归术，调中益气畅脾神。

【组方】

君药	臣药		
黄芪　一钱　补中益气	人参　三分　益气健脾	白术　三分　和中补阳	炙甘草　五分　调和诸药

佐使药			
升麻　二分　升阳举气	当归身　二分　补气养血	陈皮　二分　理气和胃	柴胡　二分　升阳举陷

补中益气，升阳举陷。主治：①脾胃气虚证，症见食欲缺乏，体倦肢软，少气懒言，面色虚白，大便稀溏，脉大而虚软；②气虚发热证，症见身热，自汗，渴喜温饮，气虚乏力，舌嫩，脉虚大无力等。亦见头痛恶寒，稍动即气喘；③气虚下陷证，症见脱肛，子宫脱垂，便血崩漏，久泻久痢等。

内伤：伤于饮食劳役、七情六欲为内伤。

这八味药切碎，水煎一次，去渣，空腹稍热服。也可按本方做成蜜丸或水丸，即"补中益气丸"，每次服6~9克，每日二次，温开水送下。

【方析】

补中益气汤出自李东垣的《内外伤辨惑论》，用于治疗脾虚气陷证。方中重用黄芪，味甘微温，入脾、肺经，补中益气，升阳固表，为君药。人参、炙甘草、白术补气健脾为臣药，与黄芪合用，以增强其补益中气之功。当归身养血和营，协人参、黄芪以补气养血；陈皮理气和胃，使诸药补而不滞，共为佐药。并以少量升麻、柴胡升阳举陷，协助君药以升提下陷之中气，共为佐使。炙甘草调和诸药，亦为使药。诸药合用，使气虚得补，气陷得升则诸症自愈。气虚发热者，亦借甘温益气而除之。

降气平喘，祛痰止咳。主治上实下虚之喘咳证。症见痰涎壅盛，咳喘气短，胸膈满闷，或腰膝酸软，肢体倦怠，或肢体水肿，舌苔白滑或白腻，脉弦滑。

下虚上盛：下虚，指肾阳虚衰。上盛，指痰涎上壅于肺。

各药共研细末，每次用二、三钱，加生姜三片，大枣一枚，紫苏叶三片同煎，温水服下。

苏子降气汤

苏子降气半夏归，前胡桂朴草姜随，

下虚上盛痰嗽喘，亦有加参贵合机。

【组方】

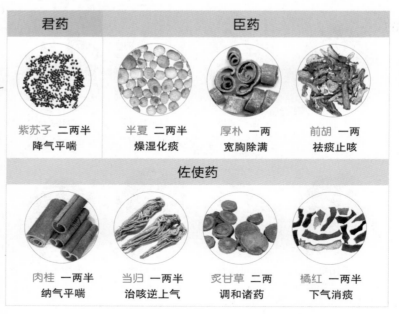

君药	臣药		
紫苏子 二两半 降气平喘	半夏 二两半 燥湿化痰	厚朴 一两 宽胸除满	前胡 一两 祛痰止咳

佐使药			
肉桂 一两半 纳气平喘	当归 一两半 治咳逆上气	炙甘草 二两 调和诸药	橘红 一两半 下气消痰

【方析】

苏子降气汤出自《太平惠民和剂局方》，用于治疗上实下虚之喘咳证。方中紫苏子降气平喘，祛痰止咳，为君药。半夏燥湿化痰降逆，厚朴下气宽胸除满，前胡下气祛痰止咳，三药助紫苏子降气祛痰平喘之功，共为臣药。肉桂温补下元，纳气平喘，以治下虚；当归既治咳逆上气，又养血补肝润燥，同肉桂以增温补下虚之效；橘红辛香行散，理气化痰，燥湿化痰；略加生姜以散寒宣肺，为佐使药。炙甘草和中调药，也为佐使药。诸药合用，标本兼顾，上下并治，而以治上为主，使气降痰消，则喘咳自平。

四七汤

🌀 **四七汤理七情气，半夏厚朴茯苓苏，**

　　姜枣煎之舒郁结，痰涎呕痛尽能纾（shū），

　　又有局方名四七，参桂夏草妙更殊。

【组方】

君药		臣药	佐使药
半夏 五钱 散结开郁	厚朴 三钱 宽中降气	茯苓 四钱 渗湿强脾	紫苏叶 二钱 行气解郁

【方析】

四七汤出自陈言的《三因方》，用于治疗痰涎凝聚证及由喜、怒、悲、恐、忧、思、惊七情影响而致的气郁，方中用制半夏降逆化痰，散结开郁，且又可和胃止呕，厚朴下气除满。

行气解郁，降逆化痰。主治七情气郁，痰涎结聚。症见咽中有异物感，咳吐不出，吞咽不下，胸满喘急，或咳或呕，或胸胁攻冲作痛。

七情气：由喜、怒、忧、思、悲、恐、惊七情影响而致的气郁。

纾：缓和，解除。

各药切碎，水煎时加生姜三片、大枣两枚，煎好后分两次服。

茯苓健脾渗湿，以杜生痰之源，助半夏化痰祛湿。紫苏叶质轻辛温，芳香疏散，可宽中散邪解郁，升降并用，有利于气机条畅，更有宽胸畅中，行气解郁之功。加生姜可助半夏降逆和胃止呕，辛散化痰结。大枣可助茯苓健脾，且又可养血柔肝。诸药合用，功效卓著。

【附方】

方 名	组 方	用 法	功 效	主 治
局方四七汤（《太平惠民和剂局方》）	人参、肉桂、炙甘草各一两，制半夏五两	共研粗末，每次服三钱，加生姜3片同煎温服	温中解郁，散结化痰	七情气郁，痰涎结聚，虚冷上气。症见不思饮食，心腹绞痛，腹胀喘急等

顺气降逆、化痰祛风。主治中气证。症见突然昏厥，不省人事，四肢逆冷，脉况伏等；或中风而遍身麻木，骨节疼痛，步履艰难，语言謇涩，口眼㖞斜，喉中气急有痰者。

乌药顺气汤

乌药顺气芎（xiōng）芷姜，橘红枳（zhǐ）桔及麻黄，

僵蚕炙草姜煎服，中气厥逆此方详。

中气：病症名，气类中风类型之一。指因怒动肝气、气逆上行所致的突然昏倒，不知人事，牙关紧闭，身体四肢逆冷等症。

【组方】

君药	臣药			

乌药 二钱
顺气开郁

陈皮 二钱
调顺逆气

枳壳 一钱
开郁祛痰

麻黄 一钱
宣通肺气

桔梗 一钱
宽胸快膈

佐药				
川芎 一钱 行气活血	白芷 一钱 活血散风	僵蚕 五分 散结化痰	炮干姜 五分 温经通阳	炙甘草 五分 调和诸药

加生姜三片，大枣一枚，水煎分两次服。

【方析】

　　乌药顺气汤出自严用和的《济生方》，用于治疗中气攻入四肢。方中麻黄、桔梗、川芎、白芷发汗散寒，以顺表气；乌药、炮干姜、陈皮、枳壳行气祛痰，以顺里气。加僵蚕清化消风，炙甘草调和诸药。

四磨汤

　　四磨亦治七情侵，人参乌药及槟沉，

　　浓磨煎服调逆气，实者枳壳易人参。

　　去参加入木香枳，五磨饮子白酒斟。

行气疏肝，降逆宽胸，兼益气。主治七情所伤，肝气郁结，气逆不降。症见胸膈烦闷，上气喘急，心下痞满，不思饮食，苔白，脉弦。

四磨：四磨汤方中四味药非久煎不易使药性发挥。但煎煮过久，又会减弱疗效，因此采取药先磨浓汁再和水煎沸的方法，所以叫四磨汤。

【组方】

君药	臣药		佐使药
乌药 等份 疏肝解郁	沉香 等份 顺气降逆	槟榔 等份 行气化滞	人参 等份 益气扶正

四药磨浓汁后和水煎三四沸，温服。

【方析】

四磨汤出自严用和的《济生方》。肝气郁结、气逆不降为本方的主证。患者体弱气虚为本方兼证。故方中乌药行气疏肝解郁，为君药。沉香顺气降逆以平喘；槟榔行气化滞以除满；沉香、槟榔都能降气，配合君药调和逆气，共为臣药。又恐三药耗损正气，故佐以人参益气扶正，使郁结散而正气不伤。全方配伍，共奏行气降逆之功，善治大怒暴厥或情志郁结所致诸症。

【附方】

方　名	组　方	用　法	功　效	主　治
五磨饮子（《医方考》）	即前方去人参，加木香、枳实各等份	用白酒磨汁服	行气降逆	大怒暴厥（即因大怒而致气闭假死的"气厥证"），或七情郁结等。症见心腹胀痛，或走注攻痛

温中降逆，益气和胃。主治胃气虚寒之呃逆。症见呃逆不止，胸脘痞闷，舌淡苔白，脉沉迟。

丁香柿蒂汤

🌀 **丁香柿蒂人参姜，呃逆因寒中气戕（qiāng），**

益气温胃又降逆，虚寒呃逆是良方。

济生香蒂仅二味，或加竹橘用皆良。

中气戕：中气损伤。

【组方】

水煎，分两次服。

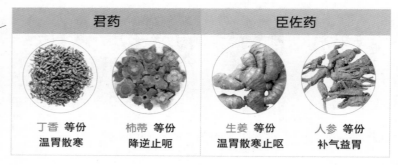

君药		臣佐药	
丁香 等份 温胃散寒	柿蒂 等份 降逆止呃	生姜 等份 温胃散寒止呕	人参 等份 补气益胃

【方析】

丁香柿蒂汤出自《症因脉治》，用于治疗虚寒呃逆。胃主通降，若胃气虚寒，气逆不降则为呃逆。方中丁香温胃散寒，降逆止呃；柿蒂苦平，长于降逆止呃，两药相配，温胃散寒，降逆止呃，共为君药。生姜温胃散寒止呕，与君药相合，增强温胃降逆之功；人参甘温益气以补其虚，共为臣佐药。方中诸药合用，可使寒散气行，胃虚恢复，呃逆可止。

【附方】

方　名	组　方	用　法	功　效	主　治
柿蒂汤（《济生方》）	丁香、柿蒂各一两	两药共研末，每次服四钱，加生姜五片，水煎服	温中降逆	胃寒气郁，呃逆不止
丁香柿蒂竹茹汤(《医方考》)	丁香三粒，柿蒂、竹茹各三钱，陈皮一钱	水煎服	温中降逆，化痰和胃	胃寒气郁有痰之呃逆

旋覆代赭汤

🍃 **代赭旋覆用人参，半夏甘姜大枣临，**

　　重以镇逆咸软痞，痞硬噫气力能禁。

【组方】

降气化痰，益气和胃。主治胃气虚弱，痰浊内阻证。症见心下痞硬，噫气不除，或见纳差、呃逆、恶心，甚至呕吐，舌苔白腻，脉缓或滑。

痞硬：指胃脘部胀闷难受，如有物堵住。

代赭石打碎先煎（20分钟），再放入余六味药，旋覆花布包煎，用水煎服，分三次温服。

君药	臣药		

| 旋覆花 三两
降逆除噫 | 代赭石 一两
善镇冲逆 | 生姜 五两
温中除痰 | 半夏 半升
和胃化痰 |

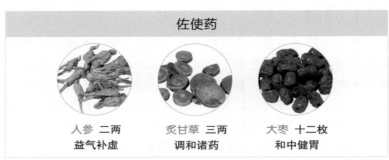

佐使药

人参 二两
益气补虚

炙甘草 三两
调和诸药

大枣 十二枚
和中健胃

注：半升 ≈ 39.0625 克。

【方析】

旋覆代赭汤出自张仲景的《伤寒论》。本方证因胃气虚弱，痰浊内阻所致胃脘痞闷胀满、频频嗳气，甚或呕吐、呃逆等证。原书用于"伤寒发汗，若吐若下，解后，心下痞硬，噫气不除者"。此乃外邪虽经汗、吐、下而解，但治不如法，中气已伤，痰涎内生，胃失和降，痰气上逆之故。而胃虚当补、痰浊当化、气逆当降，所以拟化痰降逆，益气补虚之法。方中旋覆花性温而能下气消痰，降逆止嗳，是为君药。代赭石质重而沉降，善镇冲逆，但味苦气寒，故用量稍小；生姜于本方用量独重，寓意有三：一为和胃降逆以增止呕之效，二为宣散水气以助祛痰之功，三为制约代赭石的寒凉之性，使其镇降气逆而不伐胃；半夏辛温，祛痰散结，降逆和胃，并为臣药。人参、炙甘草、大枣益脾胃，补气虚，扶助已伤之中气，为佐使之用。诸药合用，使痰浊得消，胃虚得补，气逆得降，则心下痞硬得除，噫气自止。

橘皮竹茹汤

🌀 **橘皮竹茹治呕呃（è），参甘半夏枇杷麦，**

赤茯再加姜枣煎，方由金匮此方辟。

【组方】

君药		臣药	
橘皮 一两 和胃止呃	竹茹 一两 甘寒清热	枇杷叶 一两 清热和胃	半夏 一两 化痰降逆

佐使药			
人参 半两 益气补虚	麦冬 一两 养胃阴	赤茯苓 一两 泻心火	甘草 半两 调和诸药

【方析】

　　橘皮竹茹汤出自严用和的《济生方》，方剂是在《金匮要略》中的橘皮竹茹汤（橘皮、竹茹、生姜、大枣、人参、甘草）的基础上加半夏、麦冬、赤茯苓、枇杷叶而成。用于治疗胃虚有热证。方中竹茹、麦冬、枇杷叶清肺和胃而降气，肺金清则肝木自平。二陈汤降痰逆，赤茯苓泻心火，生姜呕家圣药，久病虚羸，故以参、甘、大枣扶其胃气。

降逆止呃，清热和胃。主治胃虚有热之呃逆。症见呃逆或干呕，虚烦少气，口干，舌嫩红，脉虚数。

呃：呃逆，因胃气上逆而发出的呃声。

各药共研粗末，每次服用四钱，用时加生姜五片、大枣三枚同煎，去滓温服，不拘时服。

✏ 读书笔记

宣肺降气，祛痰
平喘。主治风寒
外束，痰热内蕴
之哮喘。症见哮
喘咳嗽、痰多气
急、痰稠色黄，
或有微恶风寒，
舌苔黄腻，脉滑
数。

肺寒膈热：指素
体多痰（膈间有
痰），又外感风寒，
肺气壅闭，不得
宣降（即肺寒），
痰不得出，郁结
生热（即膈热）。

水煎，分两次服。

读书笔记

定喘汤

🌱 定喘白果与麻黄，款冬半夏白皮桑，
  苏杏黄芩兼甘草，肺寒膈（gé）热喘哮尝。

【组方】

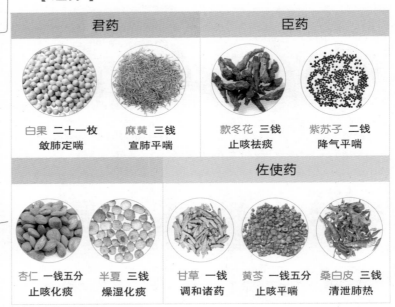

君药		臣药	
白果 二十一枚 敛肺定喘	麻黄 三钱 宣肺平喘	款冬花 三钱 止咳祛痰	紫苏子 二钱 降气平喘

佐使药				
杏仁 一钱五分 止咳化痰	半夏 三钱 燥湿化痰	甘草 一钱 调和诸药	黄芩 一钱五分 止咳平喘	桑白皮 三钱 清泄肺热

【方析】

定喘汤出自张时彻的《摄生众妙方》。本方证因素体多痰，又感风寒，肺气壅闭，不得宣降，郁而化热所致。治宜宣肺降气，止咳平喘，清热祛痰。方用麻黄宣肺散邪以平喘，白果敛肺定喘而祛痰，共为君药，一散一收，既可加强平喘之功，又可防麻黄耗散肺气。紫苏子、杏仁、半夏、款冬花降气平喘，止咳祛痰，共为臣药。桑白皮、黄芩清泄肺热，止咳平喘，共为佐药。甘草调和诸药为使。诸药合用，使肺气宣降，痰热得清，风寒得解，则喘咳痰多诸症自除。

理血之剂

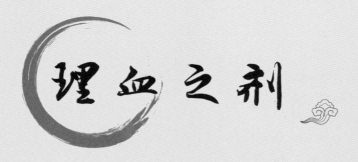

名家带你读

理血之剂，即理血剂，是调理治疗血分病证的方剂，其具有补血、破血祛瘀、活血通络、制止出血等作用。一般分为补血、凉血、祛瘀、止血四类。

桃仁承气汤

🌊 **桃仁承气五般奇，甘草硝黄并桂枝，**
　　热结膀胱少腹胀，如狂蓄血最相宜。

【组方】

君药		臣药		佐使药
桃仁 五十个 活血破瘀	大黄 四两 下瘀泻热	桂枝 二两 通行血脉	芒硝 二两 泻热软坚	炙甘草 二两 缓和药性

【方析】

桃仁承气汤出自张仲景的《伤寒论》，用于治疗下焦蓄血证。方中桃仁苦甘平，活血破瘀；大黄苦寒，下瘀泻热。二者合用，瘀热并治，共为君药。芒硝咸苦寒，泻热软坚，助大黄下瘀泻热；桂枝辛甘温，通行血脉，既助桃仁活血祛瘀，又防

破血下瘀。主治下焦蓄血证。症见少腹急结（即感拘急胀满），大便色黑，小便自利，谵语烦渴，甚则其人如狂，脉沉实或涩。

蓄血：病症名。指邪在太阳（表证）没有解除，病邪隔经传入膀胱化热，与血相搏结于下焦所致的蓄血证（即血病于下焦）。

除芒硝以外的四味药，水煎，内芒硝，更上火煎微沸；分三次温服。

硝、黄寒凉凝血之弊，共为臣药。桂枝与硝、黄同用，相反相成，桂枝得硝、黄则温通而不助热；硝、黄得桂枝则寒下又不凉遏。炙甘草护胃安中，并缓诸药之峻烈，为佐使药。诸药合用，共奏破血下瘀泻热之功。服后"微利"，使蓄血除，瘀热清，而邪有出路，诸症自平。

补血调血。主治营血虚滞证。症见心悸失眠、头晕目眩、面色无华，或妇女月水不调、量少或经闭不行、脐腹作痛，舌淡，脉细弦或细涩。

雄：为首，领先。

粟：粟米，即小米。

这四味药研为粗末，每次三钱，水煎后去滓空腹热服。

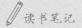读书笔记

四物汤

四物地芍与归芎，血家百病此方通，
八珍合入四君子，气血双疗功独崇，
再加黄芪与肉桂，十全大补补方雄，
十全除却芪地草，加粟煎之名胃风。

【组方】

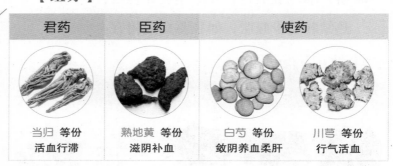

君药	臣药	使药	
当归 等份 活血行滞	熟地黄 等份 滋阴补血	白芍 等份 敛阴养血柔肝	川芎 等份 行气活血

【方析】

四物汤出自《仙授理伤续断秘方》，是中医补血养血的经典药方。方中当归辛、苦、甘温，入心脾，生血，为君药；熟地黄滋阴补血，为臣药；白芍酸寒，入肝脾，敛阴为佐；川芎辛温，通行血中之气，为使药。四药合用，甘补温散，补血而不滞血，共奏补血调血之功。

【附方】

方 名	组 方	用 法	功 效	主 治
八珍汤（《正体类要》）	四物汤合四君子汤（人参、白术、茯苓、炙甘草）	加生姜三片，大枣二枚，水煎服	补益气血	气血两虚证。症见面色苍白或萎黄，头晕眼花，四肢倦怠，气短懒言，心悸怔忡，舌淡，食欲缺乏，脉细虚，苔薄白
胃风汤（《太平惠民和剂局方》）	当归、白芍、川芎、肉桂、人参、白术、茯苓各等份	加粟米百余粒，水煎服，空腹热服	益气补血，温胃祛风	大便泄泻，完谷不化，或大便下血等

归脾汤

归脾汤用术参芪，归草茯神远志随，
酸枣木香龙眼肉，煎加姜枣益心脾，
怔忡健忘俱可却，肠风崩漏总能医。

【组方】

君药			臣药	
龙眼肉 一两 补血养心	黄芪 一两 补脾益气	人参 半两 益气生血	白术 一两 健脾燥湿	当归 半两 补血活血

（侧注）益气补血，健脾补心。主治：①思虑过度，劳伤心脾，心脾两虚，气血不足，症见失眠健忘，心悸怔忡，盗汗食少体倦，舌苔白，面色枯黄，脉细缓；②脾虚不能统血，症见崩漏、便血，妇人月经提前，量多色浅，或淋漓不尽，或带下，舌淡，脉细弱。

肠风：脾虚不能统摄而致便血。

这十味药切碎，研成粗末，每次服用四钱，加生姜五片、大枣一枚水煎，去滓温服。本方制成蜜丸，即"人参归脾丸"。每次服三钱，每日服用两次，温开水送下。

佐使药

茯神 一两	酸枣仁 一两	木香 半两	炙甘草 二钱半	远志 半两
宁心安神	养心益肝	理气醒脾	调和诸药	安神益智

【方析】

　　归脾汤出自《正体类要》，是在严用和《济生方》"归脾汤"的基础上加当归、远志衍生而来。用于治疗心脾两虚证或脾不统血证。方中以参、芪、术、草大队甘温之品补脾益气以生血，使气血旺而血生；当归、龙眼肉甘温补血养心；茯神、酸枣仁、远志宁心安神；木香辛香而散，理气醒脾，与大量益气健脾药配伍调和脾胃，以资化源。全方共奏益气补血、健脾养心之功，为治疗思虑过度，劳伤心脾，气血两虚之良方。

犀角地黄汤

🌀 **犀角地黄芍药丹，血升胃热火邪干，**
　　斑黄阳毒皆堪治，或益柴芩总伐肝。

【组方】

君药	臣药	佐使药	
水牛角 一两	生地黄 八两	赤芍 三两	牡丹皮 二两
活血行滞	滋阴补血	敛阴养血柔肝	行气活血

清热解毒，凉血散瘀。主治：①伤寒温病，热入血分证，症见身热谵语，昏狂发斑，斑色紫黑，舌绛起刺，脉细数；②热伤血络，迫血妄行，症见吐血、衄血、便血、溲血（尿血），舌红绛脉数；③蓄血留瘀，症见善忘如狂，漱水不欲咽，大便色黑易解。

犀牛为重点保护动物，严禁捕猎，临床上犀角现用水牛角代替，用量为犀角的十倍，全书同。

斑黄阳毒：即阳毒发斑。阳毒，指热邪较重，热壅于上。斑，指发于肌肤表面的片状斑块，抚之不碍手。这是因

【方析】

犀角地黄汤出自《外台秘要》。热入血分，迫血妄行为本方的主证。离经之血，留而为瘀，或热与血结成瘀，此蓄血留瘀为本方的兼证。方中水牛角性苦寒，入心、肝、胃经，善清心、肝、胃三经血分实热而凉血解毒，为君药。生地黄甘寒，凉血止血，清热养阴，为臣药。芍药（以赤芍为宜）、牡丹皮清热凉血，活血散瘀，使血止而不留瘀血，且化斑。四药相配，共奏清热解毒、凉血散瘀之功。

胃热盛，热伤血络，迫血妄行，外溢肌肤，则发斑成片。热毒甚则斑色紫黑。

这四味药，水煎，分三次服。

人参养荣汤

益气补血，养心安神。主治积劳虚损，脾肺气虚，营血不足。症见呼吸少气，心虚惊悸，行动喘息，咽干唇燥，饮食无味，体倦肌瘦，身热自汗，毛发脱落，口微渴，心烦，胸脘痞闷，食欲缺乏，舌苔薄白或薄黄，脉浮。

人参养荣即十全，除却川芎五味联，

陈皮远志加姜枣，肺脾气血补方先。

十全：即"十全大补汤"。

【组方】

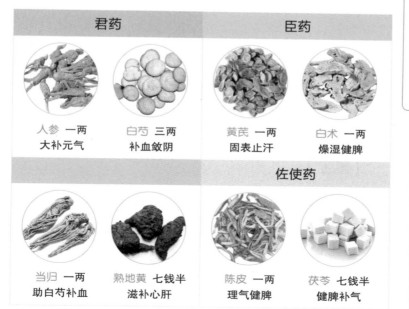

君药

人参　一两
大补元气

白芍　三两
补血敛阴

臣药

黄芪　一两
固表止汗

白术　一两
燥湿健脾

佐使药

当归　一两
助白芍补血

熟地黄　七钱半
滋补心肝

陈皮　一两
理气健脾

茯苓　七钱半
健脾补气

各药研成粗末，每次服用四钱，与生姜三片、大枣两枚同煎后温服。照本方制成蜜丸，即"人参养荣丸"，每次服用三钱，每日服用两次，温开水服下。

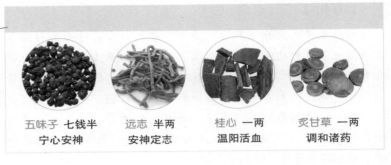

五味子 七钱半
宁心安神

远志 半两
安神定志

桂心 一两
温阳活血

炙甘草 一两
调和诸药

【方析】

人参养荣汤出自《三因方》，原名"养荣汤"，《太平惠民和剂局方》将其更名为"人参养荣汤"。用于治疗气血两虚证。方中人参、白术、黄芪、茯苓、炙甘草健脾补气；桂心温补阳气，鼓舞气血生长；当归、熟地黄、白芍滋补心肝；五味子酸温，既可敛肺滋肾，又可宁心安神；陈皮理气健脾，调中快膈；远志安神定志；姜、枣助参、术入气分以调和脾胃。诸药合用，共奏益气补血、宁心安神之功。

养心汤

补血养心。主治心虚血少。症见心神不宁，怔忡惊惕等。

> 养心汤用草芪参，二茯芎归柏子寻，
> 夏曲远志兼桂味，再加酸枣总宁心。

【组方】

这十三味药共为粗末，每次用三钱，加生姜五片、大枣一枚，水煎服。

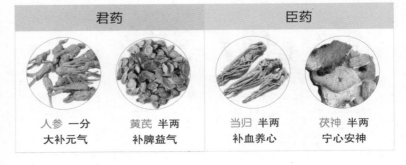

君药		臣药	

人参 一分
大补元气

黄芪 半两
补脾益气

当归 半两
补血养心

茯神 半两
宁心安神

佐使药

茯苓 半两
镇静安神

酸枣仁 一分
安神定悸

川芎 半两
调肝和血

柏子仁 一分
补心安神

远志 一分
安神益智

五味子 一分
敛心益肾

半夏曲 半两
和胃消食

炙甘草 四钱
调和诸药

肉桂 一分
温化阳气

【方析】

　　养心汤出自杨士瀛的《仁斋直指方论》。心虚血少，心神不宁为本方的主证。方中黄芪、人参为君药，补脾益气。臣以当归补血养心，与黄芪、人参配伍，以培气血不足；茯神、茯苓养心安神，以治神志不宁。佐以酸枣仁、柏子仁、远志、五味子补心安神定悸；半夏曲和胃消食，配黄芪、人参补脾和中，以资气血生化之源；肉桂引火归原，并可鼓舞气血而增本方温养之效；川芎调肝和血，且使诸药补而不滞；煎加生姜、大枣更增加益脾和中、调和气血之功。炙甘草调和诸药，且与参、芪为伍，以增强益气之功，用为佐使。诸药配伍，补益气血，养心安神，故以"养心"名方。

读书笔记

当归四逆汤

🌀 当归四逆桂枝芍，细辛甘草木通着，
　再加大枣治阴厥，脉细阳虚由血弱，
　内有久寒加姜茱，发表温中通脉络，
　不用附子及干姜，助阳过剂阴反灼。

温经散寒，养血复脉。主治血虚寒厥证。症见手足厥冷，舌淡苔白，脉细欲绝或沉细。亦可治寒入经络而致腰、股、腿、足疼痛。

四逆：指手足厥冷，是手从指至腕，足从指至踝不温。

这七味药水煎，分三次温服。

【组方】

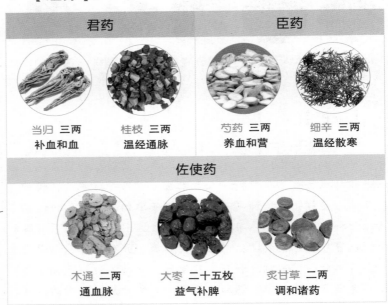

君药		臣药	
当归 三两 补血和血	桂枝 三两 温经通脉	芍药 三两 养血和营	细辛 三两 温经散寒

佐使药		
木通 二两 通血脉	大枣 二十五枚 益气补脾	炙甘草 二两 调和诸药

✏ 读书笔记

【方析】

当归四逆汤出自张仲景的《伤寒论》。阳虚血弱，经脉受寒为本方的主证。故方中当归辛甘温，补血和血，畅通血行；桂枝辛甘温，温阳散寒，温经通脉，以祛经脉中的寒邪，共为君药。芍药酸苦微寒，养血和营，与当归相合，以补血虚；细辛助桂枝温经散寒，共为臣药。炙甘草、大枣益气补脾，以资气血生化之源，使血虚得补。且甘草合桂枝，又辛甘化阳，加强桂枝温阳散寒之力，甘草合芍药，则酸甘化阴，加强芍药补血养阴之效；木通通血脉，利关节，又防桂枝、细辛辛燥伤阴，共为佐药。甘草兼有调药使药之用。诸药合用，共奏温经散寒，养血通脉之功。

【附方】

方　名	组　方	用　法	功　效	主　治
当归四逆加吴茱萸生姜汤（《伤寒论》）	前方即当归四逆汤加吴茱萸二升，生姜半斤而成	水酒各半煎，分五次温服	养血通脉，温中散寒，和中止呕	平素胃中有寒，阳虚血弱，经脉受寒。症见手足厥寒，脉细欲绝等

咳血方

清肝宁肺，化痰止咳。主治肝火犯肺之咳血证。症见咳嗽痰稠，痰中带血，咯吐不利，心烦易怒，胸胁作痛，颊赤便秘，舌红苔黄，脉弦数等。

> 咳血方中诃子收，瓜蒌海石山栀投，
> 青黛蜜丸口嚼（qín）化，
> 咳嗽痰血服之瘳（chōu）。

收：指诃子味酸涩收敛，以敛肺止咳。

瘳：病愈。

【组方】（原方未标具体用量）

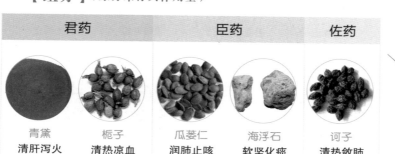

君药		臣药		佐药
青黛 清肝泻火	栀子 清热凉血	瓜蒌仁 润肺止咳	海浮石 软坚化痰	诃子 清热敛肺

这五味药共研细末，用白蜜、生姜汁相和做丸，含服。

【方析】

咳血方出自朱丹溪的《丹溪心法》，方中青黛咸寒，入肝、肺二经，清肝泻火，凉血止血；栀子苦寒，入心、肝、肺经，清热凉血，泻火除烦，炒黑可入血分而止血，两药合用，澄本清源，共为君药。火热灼津成痰，痰不清则咳不止，咳不止则血难宁，故用瓜蒌仁甘寒入肺、清热化痰、润肺止咳；海浮石清肺降火，软坚化痰，共为臣药。诃子苦涩性平入肺与大肠经，清降敛肺，化痰止咳，用以为佐。诸药合用，共奏清肝宁肺之功，使木不刑金，肺复宣降，痰化咳平，其血自止。服时采取噙化方法，意在使药力徐徐入肺，更好地发挥作用。

疏风活血，润燥通便，凉血止血。主治血痔、痔漏。症见有脓血，大便燥结，痛不可忍。

攒：即聚。

血痔：指便血明显的痔疮。

秦艽白术丸

🌀 东垣秦艽白术丸，归尾桃仁枳实攒（cuán），
地榆泽泻皂角子，糊丸血痔便艰难。

【组方】

这八味药共研细末，煎熟汤打面糊为丸，如芡实大，每次服五十至七十丸，空腹白开水送下。

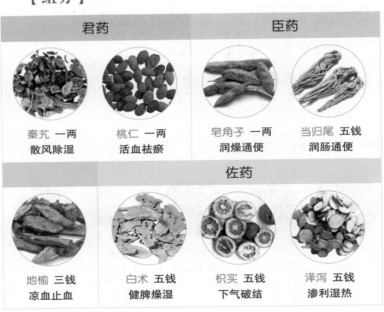

君药		臣药	
秦艽 一两 散风除湿	桃仁 一两 活血祛瘀	皂角子 一两 润燥通便	当归尾 五钱 润肠通便

佐药			
地榆 三钱 凉血止血	白术 五钱 健脾燥湿	枳实 五钱 下气破结	泽泻 五钱 渗利湿热

【方析】

秦艽白术丸出自李东垣的《兰室秘藏》。血痔便秘为本方的主证。多因湿热风燥蕴积肠胃，气血不和，以致浊气瘀血滞留肛门所致。血热腐败，则脓血不断。方中秦艽散风除湿，兼能利二便，导湿热从二便而去；桃仁活血祛瘀，又润肠通便，二药共为君药。皂角子润燥滑肠通便；当归尾助桃仁活血祛瘀，润肠通便；地榆清热凉血止血，共为臣药。白术健脾燥湿；枳实下气破结，通大便，畅气机，气行则血行，有助活血祛瘀消痔；泽泻渗利湿热，导湿热从小便去。共为佐药。诸药相合，共奏疏风活血、润燥通便、止痛止血之功。

槐花散

🌀 **槐花散用治肠风，侧柏黑荆枳壳充，**

为末等份米饮下，宽肠凉血逐风动。

【组方】

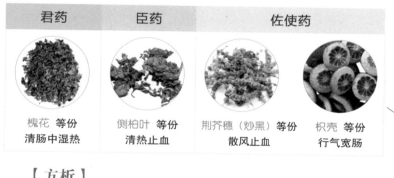

君药	臣药	佐使药	
槐花　等份 清肠中湿热	侧柏叶　等份 清热止血	荆芥穗（炒黑）等份 散风止血	枳壳　等份 行气宽肠

【方析】

槐花散出自许叔微的《普济本事方》。肠风便血为本方的主证。方中槐花苦微寒，善清大肠湿热，凉血止血，为君药。侧柏叶味苦微寒，清热止血，可增强君药凉血止血之力，为臣药。荆芥穗辛散疏风，微温不燥，炒用入血分而止血；盖大肠气机被风热湿毒所遏，故用枳壳行气宽肠，以达"气调则血

右侧批注：
清肠止血，疏风下气。主治肠风脏毒下血。症见便前出血，或便后出血，或粪中带血，以及痔疮出血，血色鲜红或晦暗，舌红，脉数。

肠风：前人认为便前下血，下血新鲜（鲜血），直出四射者为肠风。此乃因风邪热毒壅遏于肠胃血分，损伤血络，血渗肠道而致。

这上四味药研成细末，用清米汤调服二钱，饭前空腹服。若作汤剂，水煎服。

调"之目的，共为佐药。诸药合用，既能凉血止血，又能清肠疏风，俟风热、湿热邪毒得清，则便血自止。用米汤调服可养脾胃生津，使凉血清肠不伤脾胃。

滋阴清热，凉血止血。主治阴虚内热，血热妄行。症见吐血、衄血，血色鲜红，口干咽燥，舌红或绛，脉弦数。

惬：满意，称心。

四生丸

🌀 四生丸用三般叶，侧柏艾荷生地协，

等份生捣如泥煎，血热妄行止衄(nù)惬(qiè)。

【组方】

这四味药捣烂做成鸡子（鸡蛋）大的丸药，每次用一丸，水煎服。也可作汤剂，水煎服。

君药	臣药	佐使药	
侧柏叶 等份 凉血止血	生地黄 等份 清热凉血	生荷叶 等份 凉血化瘀	生艾叶 等份 止血祛瘀

【方析】

四生丸出自陈自明的《妇人大全良方》。热入血分，迫血妄行的吐衄出血为本方的主证。故方中侧柏叶凉血止血，为君药。生地黄清热凉血，助君药加强凉血止血之效，并能养阴生津，兼防血热伤阴，为臣药。生荷叶凉血化瘀，使止血不留瘀；生艾叶辛温而不燥，可止血祛瘀，与荷叶相配，既可增强本方止血之功，又可避免血止留瘀之弊。四药合用，凉血止血之功，使血清血宁，吐血、衄血可止。

🖊读书笔记

小蓟饮子

小蓟饮子藕蒲黄，木通滑石生地裹，

归草黑栀淡竹叶，血淋热结服之良。

【组方】

君药	臣药			
  小蓟 半两 凉血止血	 蒲黄 半两 止血化瘀	 藕节 半两 止血消瘀	 滑石 半两 清热利尿	 木通 半两 凉血止血

佐使药				
 淡竹叶 半两 泻心火	 栀子 半两 泻三焦之火	 生地黄 四两 清热养阴	 当归 半两 养血和血	 炙甘草 半两 调和诸药

【方析】

　　小蓟饮子出自严用和的《济生方》。方中小蓟凉血止血，为君药。蒲黄、藕节助主药凉血止血，并能消瘀，可使血止而不留瘀；滑石清热利水通淋；木通、淡竹叶、栀子清泄心、肺、三焦之火从下而去，共为臣药。因热出血，且多伤阴，故用生地黄清热养阴，凉血止血；当归养血和血而性温，防方中诸药寒凉太过，为佐药。炙甘草和中调和诸药，为使药。全方配伍，甘寒清利，苦辛泄散，略兼敛涩，共奏凉血止血、利水通淋之功。

凉血止血，利尿通淋。主治下焦热结之血淋、尿血。症见尿中带血、小便频数、赤涩热痛，舌红，脉数。

血淋：淋证之一。即小便淋涩不畅，尿时痛而有血。又有血虚、血冷、血热、血瘀之分。本方所治血淋是瘀热结于下焦所致。

所有药研成粗末，每次服用四钱，水煎后，去渣，饭前空腹服用。

✎ 读书笔记

活血祛瘀，疏肝
通络。主治跌打
损伤，瘀血留于
胁下，症见胁肋
疼痛不可忍。

祛：祛除、摒脱、
去掉。

复元活血汤

🌀 **复元活血汤柴胡，花粉当归山甲入，**

桃仁红花大黄草，损伤瘀血酒煎祛。

【组方】

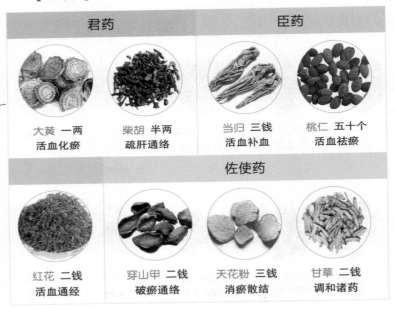

君药

大黄 一两
活血化瘀

柴胡 半两
疏肝通络

臣药

当归 三钱
活血补血

桃仁 五十个
活血祛瘀

佐使药

红花 二钱
活血通经

穿山甲 二钱
破瘀通络

天花粉 三钱
消瘀散结

甘草 二钱
调和诸药

这八味药共研粗
末，每次用一
两，水酒煎（水
和酒比例为3:
1），去滓，饭
前温热服。

📝 读书笔记

【方析】

　　复元活血汤出自李东垣的《医学发明》。因损伤而瘀血留
于胁下，胁下痛不可忍为本方的主证。故方中重用酒制大黄荡
涤留瘀败血，引瘀血下行；柴胡归肝经，疏肝调气，使气行血
活，且引诸药入肝经，与大黄相配，一升一降，调畅气机，更
增加攻散胁下瘀血之功，共为君药。当归、桃仁（去皮尖）、
红花活血祛瘀，消肿止痛，共为臣药。穿山甲（炮）破瘀通
络；天花粉能入血分消瘀散结，又可清热润燥（因血瘀久化
热），共为佐药。甘草缓急止痛，调和诸药，为使药。加酒煎
服能增强活血祛瘀之效。全方配伍，苦泄辛散，寒清通利，共
奏活血祛瘀、疏肝通络之功。

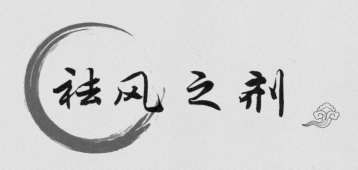

祛风之剂

祛风之剂，即治风剂，是解除风邪所致病证的一类方剂。风证的范围可分为"外风"和"内风"两大类。外风宜散，内风宜息，所以祛风剂分为疏散外风、平息内风两类。

小续命汤

🌀 小续命汤桂附芎，麻黄参芍杏防风，
　　黄芩防己兼甘草，六经风中此方通。

【组方】

君药	臣药		
防风 一两半 驱周身之风	麻黄 一两 发散肌表	生姜 五两 疏散风寒	桂枝 一两 通行血脉

佐使药			
防己 一两 散风祛湿	杏仁 一两 宣肺降气	人参 一两 益气补中	川芎 一两 养血活血

祛风散寒，扶正除湿。主治六经中风。症见不省人事，筋脉拘急，半身不遂，口眼㖞斜，语言謇（jiǎn）涩（即语言困难，说话不流利），或神气混乱，风湿痹痛。

续命：患者正气虚弱，被外风侵袭，突然不省人事，半身不遂，语言困难等病症出现。病症危急，服用本方能扶正祛邪，转危为安，故名叫"小续命汤"。

六经：即太阳

经、阳明经、
少阳经、太阴
经、少阴经、
厥阴经的合称。

水煎，分三次
温服。

芍药 一两
补血和营

附子 一枚
助阳散寒

黄芩 一两
防温燥药伤阴血

甘草 一两
调和诸药

【方析】

　　小续命汤出自孙思邈的《备急千金要方》，此方专攻血脉之痹。方中麻黄、杏仁，治寒；桂枝、芍药，治风。人参、甘草补气，川芎、芍药养血，防风治风淫，防己治湿淫，附子治寒淫，黄芩治热淫。方剂中诸药合用，可祛风除湿，益气扶正。

散风除痰，助阳
祛寒。主治卒中
痰厥。症见突然
昏愦，不省人事，
痰涎壅盛，四肢
厥逆，语言謇涩。

三生饮：方中川
乌、附子、南星
三味药皆生用，
取其力峻而行
速，故名三生饮。

痰迷：即痰迷心
窍（痰蒙心包）。
主要症状有意识
模糊，喉有痰声，
胸闷，甚者昏迷
不醒，苔白腻，
脉滑。

这四味药研成粗
末，每次服半两，
加十五片生姜水
煎，温服，不拘
时候。

三生饮

　　三生饮用乌附星，三皆生用木香听，
　　　加参对半扶元气，卒中痰迷服此灵。
　　　星香散亦治卒中（cù zhòng），体肥不渴邪在经。

【组方】

君药	臣药		佐药
生南星 一两 祛风化痰	生川乌 五钱 散风逐寒	生附子 五钱 补阳温脾	木香 二钱 行气宽中

【方析】

　　三生饮出自《太平惠民和剂局方》。本方证因阳气衰微，风邪入中，寒痰上壅，胸中清阳之气为浊阴蔽塞不通所致。故中风、寒痰上壅为本方的主证。阳气衰微，气机阻滞为本方的兼证。方中生南星辛苦温，善祛风化痰，为君药。生川乌大辛大热，散风逐寒，通经络，且又补阳；生附子辛热燥烈，补阳温脾，祛风散寒，通行经络，共为臣药。木香理气，使气顺则痰行；煎加生姜十五片，取其辛温发散风寒，辛散化痰涎，且又可制约乌、附、南星之毒，均为佐药。诸药相配，成为散风逐痰，助阳祛寒，通经络之峻剂。

【附方】

方　名	组　方	用　法	功　效	主　治
星香散（《医方集解》）	胆南星八钱，木香二钱	共研末服	化痰调气	中风痰盛，体肥不渴者

大秦艽汤

🌊 **大秦艽汤羌独防，芎芷辛芩二地黄，**

　　石膏归芍苓甘术，风邪散见可通尝。

【组方】

君药	臣药		
秦艽　二两 祛风通络	羌活　一两 散足太阳 膀胱经风邪	细辛　半两 散足少阴肾 经风邪	独活　一两 散足少阴肾 经风邪

祛风清热，养血活血。主治风邪初中经络证。症见手足不能运动，舌强不能言语，口眼㖞斜，风邪散见，不拘一经者。

通：普遍、全。

这十六味药共研粗末，每次用一两，水煎服。

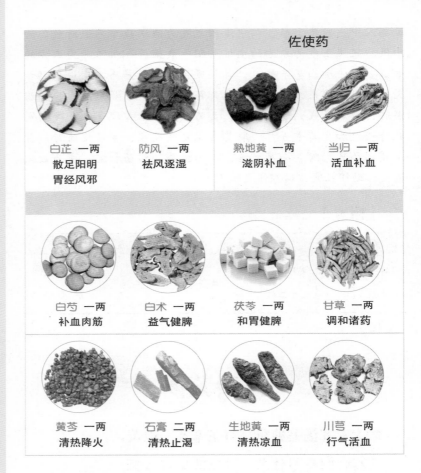

佐使药

白芷 一两
散足阳明
胃经风邪

防风 一两
祛风逐湿

熟地黄 一两
滋阴补血

当归 一两
活血补血

白芍 一两
补血肉筋

白术 一两
益气健脾

茯苓 一两
和胃健脾

甘草 一两
调和诸药

黄芩 一两
清热降火

石膏 二两
清热止渴

生地黄 一两
清热凉血

川芎 一两
行气活血

【方析】

大秦艽汤出自刘河间的《素问病机气宜保命集》。风邪初中经络为方中重用秦艽祛风通络，为君药。更以羌活、独活、防风、白芷、细辛等辛散之品，祛风散邪，加强君药祛风之力，并为臣药。语言与手足运动障碍，除经络痹阻外，与血虚不能养筋相关，且风药多燥，易伤阴血，故伍以熟地黄、当归、白芍、川芎养血活血，使血足而筋自荣，络通则风易散，寓有"治风先治血，血行风自灭"之意，并能制约诸风药之温燥；脾为气血生化之源，故配白术、茯苓、甘草益气健脾，以化生气血；生地黄、石膏、黄芩清热，是为风邪郁而化热者设，以上共为方中佐药。炙甘草调和诸药，兼使药之用。诸药

读书笔记

合用，组成一个既能搜逐各经风邪，又有益气养血，活血降火
作用的方剂。

地黄饮子

🌀 **地黄饮子山茱斛，麦味菖蒲远志茯，**
　　苁蓉桂附巴戟天，少入薄荷姜枣服，
　　喑（yīn）厥风痱能治之，虚阳归肾阴精足。

【组方】

滋肾阴，补肾阳，
开窍化痰。主治
喑痱。症见舌强
不能言，足废不
能用，口干不欲
饮，足冷面赤，
脉沉细弱。

喑厥：失声不能
说话。厥，是手
足厥冷。

风痱：中风后
四肢痿废，不
能运动。

这十二味药，研
成粗末，每次服
三钱，加生姜五
片，大枣一枚，
薄荷五七叶，水
煎服。

君药

熟地黄 等份
滋补肾阴

山茱萸 等份
补肝肾

肉苁蓉 等份
益肾精强筋骨

巴戟天 等份
温补肾阳

臣药

肉桂 等份
散寒止痛

石斛 等份
滋阴清热

麦冬 等份
润肺益胃

五味子 等份
敛肺滋肾

佐药

炮附子 等份
温补肾阳

石菖蒲 等份
开窍化痰

远志 等份
宣窍化痰

茯苓 等份
健脾渗湿

【方析】

地黄饮子出自刘河间的《黄帝素问宣明论方》。方用熟地黄、山茱萸滋补肾阴，肉苁蓉、巴戟天温壮肾阳，四味共为君药。配伍炮附子、肉桂之辛热，以助温养下元，摄纳浮阳，引火归原；石斛、麦冬、五味子滋养肺肾，金水相生，壮水以济火，均为臣药。石菖蒲与远志、茯苓合用，是开窍化痰，交通心肾的常用组合，是为佐药。姜、枣和中调药，功兼佐使。诸药相配，使下元得补，虚阳归肾，则喑厥风痱都可治疗。

顺风匀气散

顺风匀气术乌沉，白芷天麻苏叶参，

木瓜甘草青皮合，喎（wāi）僻偏枯口舌喑。

顺风匀气。主治中风。症见半身不遂，行动不利，口眼喎斜，舌强不能言等。

喎僻：口眼喎斜。

偏枯：半身不遂。

【组方】

君药		臣药		
白芷 三分 疏散风邪	紫苏叶 三分 理气宽中	天麻 五分 平肝息风	白术 二钱 益气补脾	人参 五分 扶助正气

佐使药				
乌药 一钱半 行气止痛	青皮 三分 消积化滞	沉香 三分 行滞气	木瓜 三分 平肝伸筋舒络	炙甘草 三分 益气补脾

这十味药加三片生姜，水煎，分两次服。

【方析】

　　顺风匀气散出自《奇效良方》，方中天麻、紫苏叶、白芷，以疏风气。乌药、青皮、沉香，以行滞气。人参、白术、炙甘草，以补正气。疏之行之补之，而气匀，气匀则风顺。木瓜，能于土中泻木，调荣卫而伸筋。方中诸药配伍，散风疏气，并能调匀气机，诸证皆除，故名"顺风匀气散"。

清空膏

清空芎草柴芩连，羌防升之入顶巅，

为末茶调如膏服，正偏头痛一时蠲（juān）。

祛风除湿，清热止痛。主治风湿热上壅。症见头痛、偏头痛，头风，或头痛不止等。

清空：指头。因为头是阳气交会的地方，叫作清空之处。

蠲：免除。

【组方】

君药	臣药		
川芎　五钱　活血行气	羌活　一两　疏风除湿	柴胡　七钱　止偏正头痛	防风　二钱　祛风止痛

佐使药		
黄连　一两　清热渗湿	黄芩　三两　清热除湿	炙甘草　一两半　和中益气

上述七味药共研细末，每次服二钱汤匙，用茶少许调成膏状，抹在口中，用时以少许白开水送下。

【方析】

　　清空膏出自李东垣的《兰室秘藏》，专治因风热上攻头部所致的偏头痛，故名"清空膏"。方中川芎辛香善升，活血行气，为君药。防风祛风止痛，为头痛之要药；羌活疏风除湿，柴胡升散解热，合川芎以止偏正头痛；黄芩、黄连苦寒泄热渗湿，酒炒而用，且与升散之品相配，则能上至巅顶而除头部湿热；炙甘草益气安中，缓痛和药；茶叶清利头目。诸药合用，可使清气上升，浊阴下降，风邪湿热俱去，则经年头痛可除。

祛风湿，止痹痛，益肝肾，补气血。主治风寒湿痹，肝肾两亏，气血不足。症见腰膝疼痛，肢节屈伸不利，或麻木不仁，畏寒喜温，心悸气短，舌淡苔白，脉细弱。

独活寄生汤

🌀 独活寄生艽防辛，芎归地芍桂苓均，
　　杜仲牛膝人参草，冷风顽痹屈能伸，
　　若去寄生加芪续，汤名三痹古方珍。

三痹：指痛痹、行痹、着痹，是风、寒、湿三气侵袭引起的。

【组方】

这十五味药，水煎分三次服。

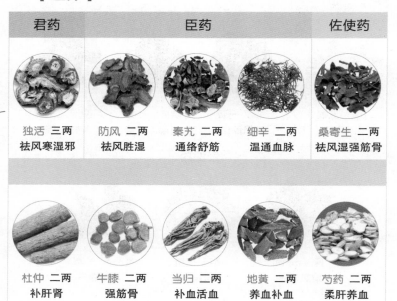

君药	臣药			佐使药
独活 三两 祛风寒湿邪	防风 二两 祛风胜湿	秦艽 二两 通络舒筋	细辛 二两 温通血脉	桑寄生 二两 祛风湿强筋骨
杜仲 二两 补肝肾	牛膝 二两 强筋骨	当归 二两 补血活血	地黄 二两 养血补血	芍药 二两 柔肝养血

川芎 二两	人参 二两	茯苓 二两	甘草 二两	肉桂 二两
活血化瘀	扶助正气	补气健脾	调和诸药	通利血脉

【方析】

独活寄生汤出自孙思邈的《备急千金要方》。本方所治之证，乃是风寒湿三气痹着日久，肝肾不足，气血两虚所致。故风寒湿痹着日久为本方主证，肝肾两亏，气血不足为本方的兼证。方中独活疏散伏风，善祛下焦与筋骨间的风寒湿邪，为君药。防风、秦艽祛风胜湿，通络舒筋；细辛能散少阴肾经风寒，温通血脉而止痛，共为臣药。桑寄生祛风湿，强筋骨；杜仲、牛膝补肝肾，强筋骨；当归、地黄、芍药、川芎补血活血；人参、茯苓、甘草补气健脾，扶助正气；肉桂补阳祛寒，通利血脉，共为佐药。甘草调和诸药，兼有使药之用。诸药相配，既能祛邪，又能扶正，标本兼顾，使风寒湿除，气血足，肝肾得补，诸证则缓解。故对风湿乘虚而入，痹着日久，肢节屈伸不利的顽固痹证，用之能使肢节屈伸自如。

【附方】

方　名	组　方	用　法	功　效	主　治
三痹汤（《校注妇人良方》）	本方系独活寄生汤去桑寄生，加黄芪、续断而成	加姜枣，水煎服	祛风胜湿，益气养血	风寒湿痹及气血凝滞，手足拘挛

读书笔记

疏风散邪，补肝
宁心，开窍。主
治肝虚受风（即
肝虚外风乘虚而
侵入）。症见瘈疭，
恶寒发热或神志
昏愦。

瘈疭：瘈，筋急
挛缩，屈而不伸。
疭，筋缓纵伸而
不能屈。瘈疭，
即形容手足时伸
时缩，抽动不止
的状态。

这十四味药片
研粗末，每次服
用一两，用时加
生姜、大枣，水
煎服。

独活汤

🌀 独活汤中羌独防，芎归辛桂参夏菖，

茯神远志白薇草，瘈疭（chì zòng）昏愦（kuì）

力能匡（kuāng）。

【组方】

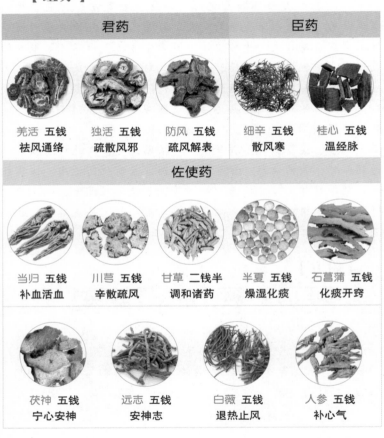

君药

- 羌活 五钱　祛风通络
- 独活 五钱　疏散风邪
- 防风 五钱　疏风解表

臣药

- 细辛 五钱　散风寒
- 桂心 五钱　温经脉

佐使药

- 当归 五钱　补血活血
- 川芎 五钱　辛散疏风
- 甘草 二钱半　调和诸药
- 半夏 五钱　燥湿化痰
- 石菖蒲 五钱　化痰开窍

- 茯神 五钱　宁心安神
- 远志 五钱　安神志
- 白薇 五钱　退热止风
- 人参 五钱　补心气

【方析】

独活汤出自《丹溪心法》，肝属风而主筋，故瘈疭为肝邪。
独活、羌活、防风治风，细辛、桂心温经，半夏除痰，川芎、当归和血，血活则风散。肝移热于心则昏愦。人参补心气，石菖蒲开心窍，茯神、远志安心，白薇退热止风。方中诸药配伍，风静火息，开窍安神，诸症愈。

川芎茶调散

🌀 川芎茶调散荆防，辛芷薄荷甘草羌，

　　目昏鼻塞风攻上，正偏头痛悉能康，

　　方内若加僵蚕菊，菊花茶调用亦臧（zāng）。

【组方】

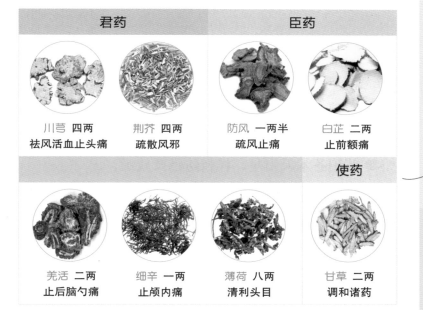

君药			臣药
川芎 四两 祛风活血止头痛	荆芥 四两 疏散风邪	防风 一两半 疏风止痛	白芷 二两 止前额痛

使药

羌活 二两 止后脑勺痛	细辛 一两 止颅内痛	薄荷 八两 清利头目	甘草 二两 调和诸药

✏ 读书笔记

【方析】

川芎茶调散出自《太平惠民和剂局方》。外感风邪头痛为本方的主证。方中川芎辛温，善于祛风活血而止头痛，长于治少阳、厥阴经头痛（头顶痛或两侧头痛）；荆芥轻扬升散，温而不燥，善疏散风邪，既散风寒，又散风热，两药相合，疏散上部风邪而止头痛，共为君药。防风、白芷、羌活、细辛均能疏风止痛。其中白芷善治足阳明胃经头痛（前额部）；羌活善治足太阳膀胱经头痛（后头痛牵连项部）；细辛善治足少阴肾经头痛。薄荷用量较重，能清利头目，消散上部风热，俱为臣药。用时以清茶调下，是取茶叶的苦寒之性，既可上清头目，又能制约诸风药的过于温燥与升散，使升中有降，为佐药。甘草调和诸药，为使药。诸药合用，共奏疏风止痛之功。

【附方】

方　名	组　方	用　法	功　效	主　治
菊花茶调散（录自（《医方集解》））	本方由川芎茶调散加菊花、僵蚕而成	共为细末，每次服二钱，饭后清茶调下	疏风止痛，清利头目	风热上犯。症见偏正头痛，或巅顶痛，头晕目眩等

疏风清热，祛湿化痰，活血止痛。主治痛风症。症见上中下周身骨节疼痛。

痛风：即风痹。由风寒湿邪侵袭经络、肢节，其中又以风邪为甚的痹证。症见肢节疼痛，游走不定等。

上中下通用痛风方

❧ 黄柏苍术天南星，桂枝防己及威灵，
　　桃仁红花龙胆草，羌芷川芎神曲停，
　　痛风湿热与痰血，上中下通用之听。

【组方】

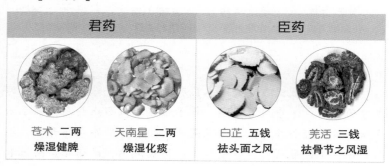

君药		臣药	
苍术 二两 燥湿健脾	天南星 二两 燥湿化痰	白芷 五钱 祛头面之风	羌活 三钱 祛骨节之风湿

佐使药

桂枝　三钱　　威灵仙　三钱　　酒炒黄柏　二两　　龙胆草　五分
祛手臂之风　　祛风除湿　　　　清热　　　　　　　泻火

桃仁　五钱　　红花　一钱半　　川芎　二两　　防己　半钱　　炒神曲　一两
活血祛瘀　　　活血化瘀　　　行气活血　　　祛风止痛　　消食健脾

这十三味药共研细末，用神曲煮糊为丸，如梧桐子大，每次服一百丸，白开水送下。

【方析】

　　上中下通用痛风方出自朱丹溪的《金匮钩玄》。痛风一症，以外受风邪为主，每多挟寒、挟热、挟湿、挟痰或瘀血阻络等病因，本方可通治各种原因所致痛风症。方中酒炒黄柏清热，苍术燥湿（此二妙散，治痿正药），龙胆草泻火，防己行水，四者治湿与热；天南星燥痰散风，桃仁、红花活血去瘀，川芎为血中气药，四者治痰与血；羌活祛百节之风，白芷祛头面之风，桂枝、威灵仙祛臂胫之风，四者治风；加炒神曲，消中州陈积之气。疏风以宣于上，泻热利湿以泄于下，活血燥痰消滞以调于中，所以能兼治而通用。

读书笔记

消风散

🌀 **消风散内羌防荆，芎朴参苓陈草并，**
僵蚕蝉蜕藿香入，为末茶调或酒行，
头痛目昏项背急，顽麻瘾疹服之清。

消风散热，理气健脾。主治风热上攻。症见头痛目昏，项背拘挛，鼻嚏声重，以及瘾疹瘙痒、皮肤顽麻，又治妇人血风。

顽麻：经久不愈的麻木证，患处不痛不痒，肌肉内有如虫行，搔、捏都没有知觉。

这十二味药共研细末，每次服用二钱，服用时以茶水调下，或者用酒调下。

✏️ 读书笔记

【组方】

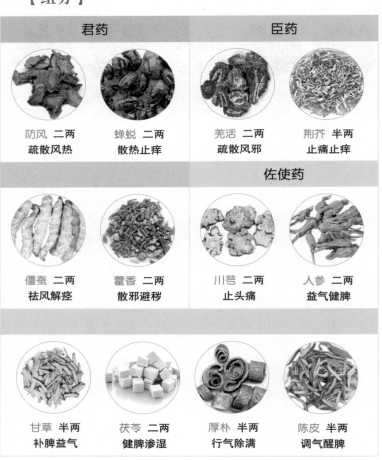

君药		臣药	
防风 二两 疏散风热	蝉蜕 二两 散热止痒	羌活 二两 疏散风邪	荆芥 半两 止痛止痒

佐使药			
僵蚕 二两 祛风解痉	藿香 二两 散邪避秽	川芎 二两 止头痛	人参 二两 益气健脾
甘草 半两 补脾益气	茯苓 二两 健脾渗湿	厚朴 半两 行气除满	陈皮 半两 调气醒脾

【方析】

消风散出自《太平惠民和剂局方》，用于治疗风热上攻。

方中羌活、防风、荆芥、川芎之辛浮，以治头目项背之风；僵蚕、蝉蜕之清扬，以祛皮肤之风；藿香、厚朴以祛恶散满；人参、茯苓、甘草、陈皮以辅正调中，使风邪无留壅。方中诸药相配，共奏清风散热、理气健脾之功。

人参荆芥散

🌀 **人参荆芥散熟地，防风柴枳芎归比，**

　　酸枣鳖羚桂术甘，血风劳作风虚治。

【组方】

君药		臣药		佐使药
防风 五分 疏散风邪	荆芥 七分 疏散风热	柴胡 七分 疏风清热	羚羊角 七分 清肝热明目	熟地黄 七分 大补阴血

炙鳖甲 七分 滋阴清热	当归 五分 补血养血	川芎 五分 和血调经	人参 七分 大补元气	白术 七分 补气健脾

枳壳 七分 调畅气机	桂心 五分 温通经脉	炒酸枣仁 七分 补肝养心敛汗	甘草 五分 调和诸药

散风清热，益气养血。主治妇女血风劳气。症可见遍身疼痛，头昏目涩，寒热盗汗，颊赤口干，月经不调，面黄肌瘦，腹痛。

血风劳：指女性血脉空虚，感受风邪，而致寒热盗汗长期不愈，或瘵病（即虚劳）。

风虚：指虚人（气血俱虚）受风。

这十四味药，加三片生姜，水煎，分两次服。

【方析】

人参荆芥散出自陈自明的《妇人大全良方》。感受风邪为本方的主证。肝血虚、脾气虚及血虚生热均为本方的兼证。故方中用荆芥、防风疏散风邪，荆芥能疏散血中之风热，共为君药。柴胡疏风清热；羚羊角清肝热明目，且又平肝息风（肝血虚有热易生风），共为臣药。熟地黄大补阴血；炙鳖甲滋阴清热；当归、川芎养血和血调经；人参、白术、甘草补气健脾，使气血生化有源；枳壳行气，调畅气机；桂心温通经脉；炒酸枣仁补肝养心敛汗，共为佐药。甘草又可调和诸药，兼有使药之用。诸药相配，共奏疏风清热、补肝健脾之功。

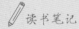
读书笔记

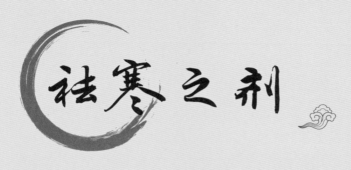

祛寒之剂

祛寒之剂，又称即温里剂，是用辛热或辛温的药物组成，用于治疗里寒证的方剂。里寒证是指寒不在表，而在脏腑经络。

理中汤

🌀 **理中丸主理中乡，甘草人参术黑姜，**

呕痢腹痛阴寒盛，或加附子总回阳。

【组方】

君药	臣药	佐使药	
干姜 三两 温中散寒	人参 三两 补气健脾	白术 三两 健脾燥湿	炙甘草 三两 补脾和中

【方析】

理中汤出自张仲景的《伤寒论》。寒客中焦为本方的主证。方中干姜温运中焦，以散寒邪，为君药；人参补气健脾，协助干姜以振奋脾阳，为臣药；佐以白术健脾燥湿，以促进脾阳健运；使以炙甘草调和诸药，而兼补脾和中；以蜜和丸，取

温中祛寒，补气健脾。主治中焦虚寒（中焦阳气虚有寒）。症见呕吐、下利、腹痛，口不渴，食欲缺乏，舌淡苔白或白滑，脉迟缓等。或阳虚失血，或小儿慢惊，或病后喜唾涎沫，或霍乱吐泻，以及胸痹等由中焦虚寒所致者。

理中：指本方有调理中焦脾胃的作用。

上四味药，水煎，分三次温服。本方制成蜜丸，即"理中丸"，每

其甘缓之气调补脾胃。诸药合用，使中焦重振，脾胃健运，升清降浊机能得以恢复，则吐泻腹痛可愈。

丸重三钱，每次服一丸，日服二至三次，温开水送下。

【附方】

方　名	组　方	用　法	功　效	主　治
附子理中丸（《太平惠民和剂局方》）	干姜、人参、白术、炙甘草、附子各一两	五药为细末，炼蜜和丸，一两作十丸。每次服一丸，温开水送服。小儿酌减（亦可作汤剂，水煎服）	温阳祛寒，益气健脾	脾胃虚寒，风冷相乘，脘腹疼痛，霍乱吐泻，四肢拘急等

温阳利水。主治：①脾肾阳虚，水气内停。症见腹痛，小便不利，四肢沉重疼痛，下利，或肢体水肿，苔白不渴，脉沉等；②太阳病发汗太过，阳虚水泛，症见汗出不解，其人仍发热，心下悸，头眩，身悸眩瞤动，振振欲擗地。

真武汤

真武汤壮肾中阳，茯苓术芍附生姜，
少阴腹痛有水气，悸眩瞤惕保安康。

真武：传说真武为北方的水神。因本方主治肾阳虚，水气内停之证，服后可温壮肾阳，祛除在里的阴寒，因此得名。可知本方是治水之方。

瞤惕：原指目跳动。这里指身体肌肉跳动。惕，作恐惧解，这里指筋跳动。

【组方】

君药	臣药		使药	
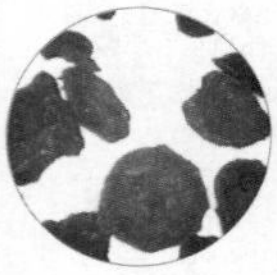	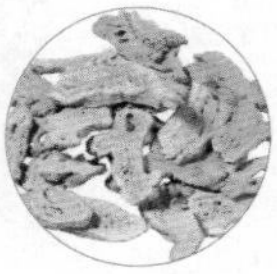	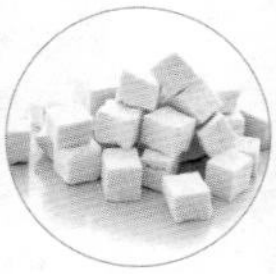	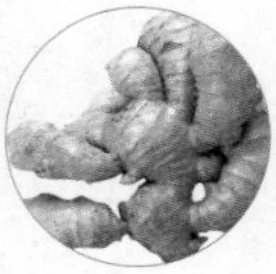	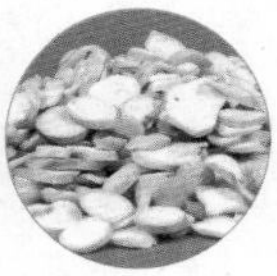
炮附子　一枚 温肾散寒	白术　二两 健脾燥湿利水	茯苓　三两 健脾渗湿利水	生姜　三两 温阳散寒	芍药　三两 养阴舒筋

这五味药，水煎，分三次温服。

【方析】

真武汤出自张仲景的《伤寒论》。本方为治疗脾肾阳虚、水湿泛溢的基础方。方中炮附子大辛大热，温肾助阳散寒以化气行水，兼暖脾土，以运化水湿，为君药。白术健脾燥湿利水，茯苓健脾渗湿利水，使水气从小便而出，共为臣药。生姜辛温，既助附子温阳散寒，又助术、苓温散在里的寒水；芍药敛阴养阴，既补已伤之阴，又使利水而不伤阴，还可柔肝缓急止腹痛，养阴舒筋以止筋惕肉，尚能利小便而行水气，共为佐药。诸药相配，共奏温阳利水之功。因本方能温壮肾中阳气，驱散在里的阴寒水气，故对肾阳虚（歌中少阴即是足少阴肾），寒水内停而致腹痛、小便不利及发汗太过而致阳虚水泛诸证，治疗都有良好效果。

益元汤

🌀 益元艾附与干姜，麦味知连参草将，
　　姜枣葱煎入童便，内寒外热名戴阳。

【组方】

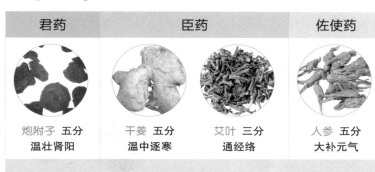

君药	臣药		佐使药
炮附子 五分 温壮肾阳	干姜 五分 温中逐寒	艾叶 三分 通经络	人参 五分 大补元气

炙甘草 三分 调和诸药	麦冬 一钱 润肺清心	五味子 九粒 补肺、肾之阴	黄连 五分 清虚火	知母 一钱 滋阴降火

益元阳，逐阴寒，引火归原。主治戴阳证。症见面赤身热，烦躁不安，欲裸衣入井，坐到水中，但又要加厚衣被，饮水不入口等。

益元：本方有补元阳（即肾阳）的作用，因此得名。

戴阳：即是肾阳衰微，阴寒太盛，把虚阳格拒于上，出现下虚寒而上假热（即内寒外热），症见面赤、身热、烦躁的假热表现。

这九味药加生姜三片，大枣三枚，葱白三茎用水煎，煎好去渣，再加童子小便一匙冷服。

【方析】

益元汤出自陶节庵的《伤寒六书》，用于治疗戴阳证。戴阳证乃人体真阳衰虚，外格阳热，实则真寒逼阳气上浮。方中以附子为君药。温壮肾阳，散寒回阳。干姜、艾叶温中逐寒，通经络，助君药补阳散寒回阳，为臣药。人参、甘草益气补中；麦冬、五味子补肺、肾之阴，使阳有所依；黄连清上越虚火；知母滋阴降火；葱白宣通上下阳气；生姜、大枣调补脾胃，入童便冷服，有反佐之意，防止药入口即吐，又可滋阴降火，引无根之火下行归肾，均为佐药。甘草又可调和诸药，有使药之用。诸药相配，益元阳，逐阴寒，引火归原，所以对戴阳证有很好疗效。

破阴回阳，宣通上下。主治阴盛格阳。症见下利不止，四肢厥逆，干呕心烦，无脉等。

白通：即"白通汤"，由葱白四茎，干姜一两，生附子一枚三味药组成。

阴盛格阳：指体内阴寒太盛，把虚阳格拒在外，出现内真寒而外假热的证候，简称"格阳证"。

用水先煎附子一小时，再加入葱白、干姜同煎，取汁，放入猪胆汁、人尿，分二次温服。

白通加猪胆汁汤

白通加尿猪胆汁，干姜附子兼葱白，

热因寒用妙义深，阴盛格阳厥无脉。

【组方】

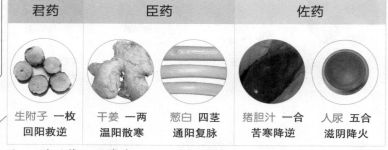

君药	臣药		佐药	
生附子 一枚 回阳救逆	干姜 一两 温阳散寒	葱白 四茎 通阳复脉	猪胆汁 一合 苦寒降逆	人尿 五合 滋阴降火

注：一合约等于20毫升。

【方析】

白通加猪胆汁汤出自张仲景的《伤寒论》。肾阳衰微，阴寒太盛，把虚阳格拒于外（实为格阳于上）为本方的主证。故阴伤为本方的兼证，干呕而烦为本方的次要症状。方用大辛大热的生附子温肾壮阳，祛寒救逆，为君药。干姜助君温阳散寒；葱白辛温，宣通上下阳气，以通阳散寒，共为臣药。阴寒太盛会格拒阳药，所以又佐以苦寒猪胆汁、咸寒人尿为引导，使热药能入里发挥作用，此为反佐之用（即是热因寒用妙义深）。除此，两药咸寒苦降，可滋阴和阳，引虚阳下入阴中，共为佐药。诸药合用，共奏破阴回阳、宣通上下、兼反佐之功。

吴茱萸汤

🌊 **吴茱萸汤人参枣，重用生姜温胃好，**
  阳明寒呕少阴利，厥阴头痛皆能保。

【组方】

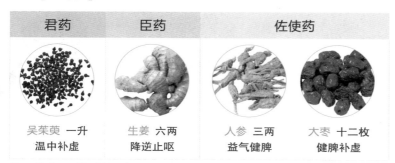

君药	臣药	佐使药	
吴茱萸 一升 温中补虚	生姜 六两 降逆止呕	人参 三两 益气健脾	大枣 十二枚 健脾补虚

注：半升 ≈ 39.0625 克。

【方析】

吴茱萸汤出自张仲景的《伤寒论》。本证多由肝胃虚寒，浊阴上逆所致，治疗以温中补虚，降逆止呕为主。方中吴茱萸味辛苦而性热，既能温胃暖肝祛寒，又能和胃降逆止呕，为君药。生姜温胃散寒，降逆止呕，为臣药。人参益气健脾，为佐药；大枣甘平，合人参益脾气，为使药。四药相合，温中与降逆并施，寓补益于温降之中，共奏温中补虚、降逆止呕之功。

温中补虚，降逆止呕。主治胃中虚寒（阳明虚寒）。症见食谷欲呕，胸膈满闷，或胃脘痛，吞酸嘈杂；少阴吐痢，手足厥冷，烦躁欲死；厥阴头痛，干呕，吐涎沫等，均见舌淡苔白滑，脉细迟或弦细。

这四味药，水煎分三次温服。

✏️ 读书笔记

回阳救急, 益气
生脉。主治寒邪
直中三阴, 真阳
衰微。症见恶寒
嗜卧, 吐泻腹痛,
四肢厥冷, 口不
渴, 神衰欲寐,
或身寒战栗, 或
吐涎沫, 或指甲
口唇青紫, 舌淡
苔白, 脉沉微,
甚或无脉等。

群: 会合。

三阴寒厥: 指寒
邪直中三阴经
(足太阴、足少
阴、足厥阴),
真阳衰微而出现
四肢厥冷。

这十味药加三
片生姜水煎, 临
服时加麝香三
厘调服。

回阳救急汤

🌀 **回阳救急用六君, 桂附干姜五味群,**

加麝三厘或胆汁, 三阴寒厥见奇勋。

【组方】(原方未标注具体用量)

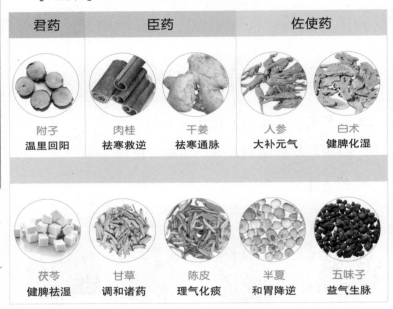

君药	臣药		佐使药	
附子 温里回阳	肉桂 祛寒救逆	干姜 祛寒通脉	人参 大补元气	白术 健脾化湿
茯苓 健脾祛湿	甘草 调和诸药	陈皮 理气化痰	半夏 和胃降逆	五味子 益气生脉

【方析】

回阳救急汤出自陶节庵的《伤寒六书》, 用于治疗三阴寒邪内盛, 真阳衰微证。方中以附子配干姜、肉桂, 则温里回阳, 祛寒通脉之功尤著。六君子汤 (人参、白术、茯苓、甘草、半夏、陈皮) 补益脾胃, 固守中州, 并能除阳虚水湿不化所生的痰饮。人参合附子, 益气回阳以固脱; 配五味子益气补心以生脉。麝香三厘, 辛香走窜, 通行十二经脉, 与五味子之酸收配合, 则散中有收, 使诸药迅布周身, 而无虚阳散越之弊。诸药相合, 共收回阳生脉之效, 使厥回脉复而诸症自除。

厚朴温中汤

🌀 **厚朴温中陈草苓，干姜草蔻木香停，**

　煎服加姜治腹痛，虚寒胀满用皆灵。

【组方】

君药	臣药	佐使药	
厚朴 一两 燥湿除满	草豆蔻 五钱 燥湿运脾	陈皮 一两 行气宽中	木香 五钱 理气醒脾
干姜 七分 温脾暖胃	茯苓 五钱 渗湿健脾	炙甘草 五钱 调和诸药	

【方析】

　　厚朴温中汤出自李东垣的《内外伤辨惑论》，用于治疗寒湿阻于脾胃，气机阻滞证。方中厚朴辛苦温燥；行气消胀，燥湿除满，为君药。草豆蔻辛温芳香，温中散寒，燥湿运脾，为臣药。陈皮、木香行气宽中，助厚朴消胀除满；干姜、生姜温脾暖胃，助草豆蔻散寒止痛；茯苓渗湿健脾，均为佐药。甘草益气和中，调和诸药，功兼佐使。诸药合用，共奏行气除满、温中燥湿之功，使寒湿得除，气机调畅，脾胃复健，则痛胀自解。

✏️ 读书笔记

行气止痛，软坚
散结。主治癫疝。
症见睾丸肿胀偏
坠，或坚硬如石，
或痛引脐腹等。

癫疝：古病名，
是疝的一种。症
见睾丸肿胀偏坠，
或坚硬如石，或
痛引脐腹，或麻
木不知痛痒等。

这十二味药共研
细末，用酒煮糊
为丸如梧桐子
大，每次服七十
丸，空腹用盐汤
或温酒送下。

🖉 读书笔记

橘核丸

🌀 橘核丸中川楝桂，朴实延胡藻带昆，

　桃仁二木酒糊合，癫（tuí）疝痛顽盐酒吞。

【组方】

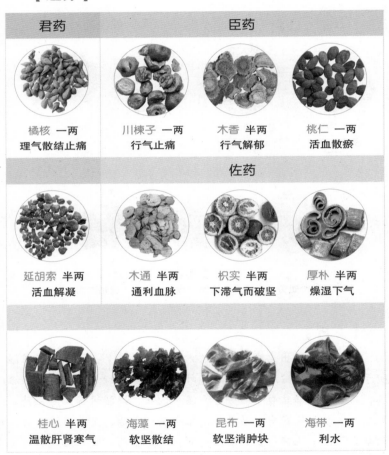

君药	臣药		
橘核 一两 理气散结止痛	川楝子 一两 行气止痛	木香 半两 行气解郁	桃仁 一两 活血散瘀

佐药			
延胡索 半两 活血解凝	木通 半两 通利血脉	枳实 半两 下滞气而破坚	厚朴 半两 燥湿下气

桂心 半两 温散肝肾寒气	海藻 一两 软坚散结	昆布 一两 软坚消肿块	海带 一两 利水

【方析】

　　橘核丸出自严用和的《济生方》。肝经气血郁滞所致癫
疝为本方的主证，寒湿气滞，郁久化热为本方的兼证。方中橘
核苦平，主入肝经，理气散结止痛，是治寒疝腹痛专药，为君

药。川楝子、木香助君行气止痛；桃仁、延胡索入厥阴血分而活血散瘀，延胡索并善行气止痛，共为臣药。桂心温肾暖肝而散寒；厚朴、枳实下滞气而破坚，厚朴尚可燥湿；木通通利血脉而除湿热，导湿热从小便而去；海藻、昆布、海带软坚散结，共为佐药。盐汤送下可引药下行，还能软坚；用酒可加速血行，以增强行气活血之功。诸药相合，共奏行气活血、软坚散结之功。

四逆汤

🌀 四逆汤中姜附草，三阴厥逆太阳沉，

或益姜葱参芍桔，通阳复脉力能任。

【组方】

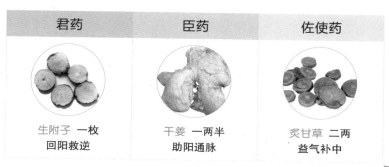

君药	臣药	佐使药
生附子 一枚 回阳救逆	干姜 一两半 助阳通脉	炙甘草 二两 益气补中

【方析】

四逆汤出自张仲景的《伤寒论》，用于治疗肾阳衰微，寒邪内盛。方中以大辛大热之生附子为君，入心、脾、肾经，温壮元阳，破散阴寒，回阳救逆，生用则能迅达内外以温阳逐寒。臣以辛热之干姜，入心、脾、肺经，温中散寒，助阳通脉。附子与干姜同用，一温先天以生后天，一温后天以养先天，相须为用，相得益彰，温里回阳之力大增，是回阳救逆的常用组合。炙甘草之用有三：一则益气补中，使全方温补结合，以治虚寒之本；二则

回阳救逆。主治阳虚寒厥证。症见四肢厥逆，恶寒嗜卧，呕吐不渴，神衰欲寐，腹痛下利，舌苔白滑，脉微细，或太阳病误汗亡阳脉沉者。

四逆：四肢温和为顺，不温为逆。本方能治肾阳衰微，阴寒太盛的四肢厥逆，故名四逆汤。

这三味药，附子先煎一小时，再加余药同煎，取汁分两次服。

甘缓姜、附峻烈之性，使其破阴回阳而无暴散之虞；三则调和药性，并使药力作用持久，是为佐药而兼使药之用。综观本方，药简力专，大辛大热，使阳复厥回。

【附方】

方　名	组　方	用　法	功　效	主　治
通脉四逆汤（《伤寒论》）	附子大者一枚，干姜三两，炙甘草二两	水煎，分二次温服（附子先煎一小时）	回阳通脉	少阴病。症见下利清谷，里寒外热，手足厥逆，脉微欲绝，面赤身寒，或利止，或腹痛，或干呕，或咽痛，脉不出者

涩肠止泻，温补脾肾。主治脾肾虚寒。症见每日五更天时大便泄泻，不思饮食，或久泻不止，神疲乏力，腹痛腰酸肢冷，舌淡苔白，脉沉迟无力。

四神丸

🌊 四神故纸吴茱萸，肉蔻五味四般须，

　　大枣百枚姜八两，五更肾泻火衰扶。

故纸：破故纸为豆科植物补骨脂的果实。

【组方】

肾泻：五更泻，五更之时腹泻。

君药	臣药	佐药	
补骨脂 四两 温肾暖脾	肉豆蔻 二两 温中涩肠	吴茱萸 一两 温中暖肾散寒	五味子 二两 固肾涩肠

这四味药共研细末，和八两生姜、百枚大枣同煮，煮熟后枣肉和药末共捣匀做成丸药，每次服二至三钱，临睡时白开水或淡盐汤送下。

【方析】

四神丸出自王肯堂的《证治准绳》，常用于治疗五更泻。方中重用补骨脂，辛苦性温，补命门之火以温养脾土，《本草纲目》谓其"治肾泄"，故为君药。臣以肉豆蔻温中涩肠，与补骨脂相伍，既可增温肾暖脾之力，又能涩肠止泻。吴茱萸温脾暖胃以散阴寒；五味子酸温，固肾涩肠，合吴茱萸以助君、臣药温涩止泻之力，为佐药。用法中姜、枣同煮，枣肉为丸，意在温补脾胃，鼓舞运化。诸药合用，温肾暖脾，肾泄自愈。

导气汤

🌊 **寒疝痛用导气汤，川楝茴香与木香，**

　　吴茱萸以长流水，散寒通气和小肠。

行气疏肝，散寒止痛。主治寒疝。症见阴囊冷痛，结硬如石，或引睾丸而痛等。

寒疝：指寒邪侵于厥阴肝经而致阴囊冷痛，牵引睾丸作痛等痛证。俗称"小肠疝气"。

【组方】

君药		臣药	
川楝子　四钱 行气疏肝	小茴香　二钱 散肝经寒邪	木香　三钱 通理三焦	吴茱萸　一钱 散寒止痛

长流水：即河中长年流动的水。

这四味药，用河中长流水煎服。

【方析】

导气汤出自汪昂的《医方集解》。寒凝气滞之寒疝为本方的主证。方中川楝子入肝经，行气疏肝，小茴香暖下焦而散寒邪，尤善散肝经寒邪，二药共为君药。木香辛苦温，可升可降，通理三焦，使气机调畅而止痛；吴茱萸辛苦热，疏肝下气，散寒止痛，共为臣药。四药之中，除川楝子苦寒，余皆为温热之品，如此相配，可减川楝子之寒性，存其行气疏肝之用。又虑肝内寄相火，气郁久生热，用川楝子可防止暖肝散寒而动相火，还能导小肠、膀胱之热从小便而出。用长流水煎，既干净又引药下行。诸药合用，共奏行气疏肝、散寒止痛之功。

散寒除湿，理气止痛。主治寒湿疝气。症见疝气疼痛，或引睾丸而痛等。

疝气：指由寒湿之邪侵犯肝气所致的疝气痛。

疝气汤

🌀疝气方用荔枝核，栀子山楂枳壳益，

再入吴茱暖厥阴，长流水煎疝痛释。

【组方】

君药	臣药		佐药	

荔枝核 等份 理气散寒止痛	吴茱萸 等份 疏肝调气	枳壳 等份 行气破结	炒山楂 等份 散瘀消积	栀子 等份 清热利湿

这五味药共研粗末，每次用河中长流水煎服二钱。空腹服用。

✏读书笔记

【方析】

疝气汤出自朱丹溪的《丹溪心法》。寒湿侵犯肝经，气机阻滞为本方的主证。气郁生热及血行不畅致瘀为本方的兼证。故方中荔枝核甘温，入肝肾经，善理气散寒止痛，为君药。吴茱萸辛热，入肝经散寒燥湿，疏肝调气；枳壳行气破结，共为臣药。山楂散瘀消积；栀子苦寒，清热利湿，导湿热从小便去，共为佐药。五药相配，共奏散寒除湿、理气止痛之功。煎服能使疝气疼痛消散。

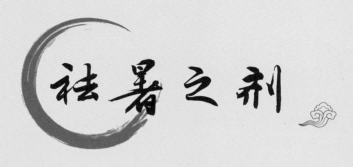

祛暑之剂

祛暑之剂即祛暑剂，是能祛除暑邪，治疗暑病的方剂。祛暑剂可分为清祛阳暑和解除阴暑两大类，使用时应当辨证选用。

三物香薷饮

🍃 三物香薷豆朴先，若云热盛加黄连，
  或加苓草名五物，利湿祛暑木瓜宣，
  再加参芪与陈术，兼治内伤十味全，
  二香合入香苏饮，仍有藿薷香葛传。

祛暑解表，化湿和脾。主治夏月乘凉饮冷，内伤于湿，外感于寒。症见恶寒发热，头重身倦，无汗头痛，腹痛吐泻，舌苔白腻，胸闷，脉浮等。

三物香薷：本方由三味药组成，香薷为君药，故名"三物香薷饮"。

【组方】

君药	臣药	佐药
香薷 一斤 祛暑化湿和中	厚朴姜制 半斤 内化湿滞	白扁豆 半斤 补脾化湿、消暑

这三味药共研粗末，每次服三钱，用水和酒煎，冷服。

【方析】

三物香薷饮出自《太平惠民和剂局方》，用于治疗夏月外感于寒，内伤于湿证。方中香薷辛温香窜，能彻上彻下，外可达表散寒发汗，内能利水渗湿止呕；厚朴苦辛而温，可温中下气、燥湿散满，起到通气行滞、平呕止泻、定痛散满的作用；扁豆甘淡，能消暑解毒、和中化湿。

【附方】

方 名	组 方	用 法	功 效	主 治
黄连香薷饮（《丹溪心法》）	三物香薷饮去扁豆，加黄连	水煎凉服	祛暑清热	中暑热盛，口渴心烦，或大便下血等
五物香薷饮（《医方集解》）	三物香薷饮加茯苓、甘草	水煎服	祛暑和中	伤暑泄泻，小便不利等
六味香薷饮（《医方集解》）	五味香薷饮加木瓜	水煎服	祛暑利湿	中暑湿盛，呕吐泄泻
十味香薷饮（《百一选方》）	六味香薷饮加入人参、黄芪、陈皮、白术	加大枣一枚，水煎服	祛暑解表，补脾除湿	暑湿内伤。症见身体疲倦，头重吐痢，神志昏沉等
二香散（《普济方》）	三物香薷饮合香苏饮，再加木瓜、苍术而成	水煎服	祛暑解表，理气除湿	夏月中暑，外感风寒，内伤湿滞。症见身热恶寒，脘腹胀满，不思饮食等
藿薷汤（《证治准绳》）	三物香薷饮合藿香正气散	加姜三片，枣一枚，水煎服	祛暑解表，理气和中	头病昏重，伏暑吐泻
香薷葛根汤（《医方集解》）	三物香薷饮加葛根	水煎服	祛暑解表，升阳止泻	暑月伤风见项背拘挛及伤暑泄泻

读书笔记

清暑益气汤

🍃 **清暑益气参草芪，当归麦味青陈皮，**
曲柏葛根苍白术，升麻泽泻姜枣随。

【组方】

君药			臣药	
黄芪 **一钱** 益气固表	炙甘草 **三分** 调和诸药	人参 **五分** 健脾益气	陈皮 **五分** 理气渗湿	当归 **三分** 养血和阴

佐使药				
苍术 **一钱** 燥湿健脾	白术 **五分** 补气健脾	升麻 **一钱** 清暑解热	葛根 **二分** 生津止渴	泽泻 **五分** 渗利湿热
麦冬 **三分** 清热养阴	五味子 **九粒** 生津敛汗	炒神曲 **五分** 消食除满	黄柏 **二分** 清热燥湿	青皮 **二分半** 理气化滞

【方析】

清暑益气汤出自李东垣的《脾胃论》，用于治疗气虚而感暑湿者。方中人参、黄芪益气固表，苍术、白术健脾燥湿；黄

清暑益气，祛湿健脾。主治暑湿伤人，气阴两伤。症见身热心烦，自汗口渴，四肢困倦，精神疲乏，不思饮食，胸满气促，肢体沉重或疼痛，小便赤涩，大便溏薄，苔腻脉虚等。

这十五味药加两片生姜、两枚大枣同煎，温服。

🖉 读书笔记

柏、麦冬、五味子泻火生津，陈皮、青皮、炒神曲、泽泻理气渗湿；当归养血和阴；升麻、葛根解肌升清；炙甘草和中。配合成方，共奏清暑化湿、益气生津之功。

生脉散

> 生脉麦味与人参，保肺清心治暑淫，
> 气少汗多兼口渴，病危脉绝急煎斟。

【组方】

君药	臣药	佐药
人参 五分 大补肺气	麦冬 五分 养阴清热	五味子 七粒 敛肺止汗

【方析】

生脉散出自《医学启源》，用于治疗温热、暑热耗气伤津证。方中人参甘温，益元气，补肺气，生津液，是为君药。麦冬甘寒养阴清热，润肺生津，用以为臣。人参、麦冬合用，则益气养阴之功益彰。五味子酸温，敛肺止汗，生津止渴，为佐药。三药合用，一补一润一敛，益气养阴，生津止渴，敛阴止汗，使气复津生，汗止阴存，气充脉复。

益气生津，养阴保肺。主治：①暑淫耗伤气阴。症见体倦气短，口渴多汗，脉虚细等。②久咳肺虚，气阴两伤。症见咳嗽少痰，口干舌燥，气短自汗，苔薄少津，脉虚数或虚细等。

淫：过多、过甚，指暑热太过而伤人。

斟：指往杯子里倒煎好的药汁。

这三味药水煎服。

✏ 读书笔记

缩脾饮

缩脾饮用清暑气，砂仁草果乌梅暨，
甘草葛根扁豆加，吐泻烦渴温脾胃，
古人治暑多用温，暑为阴证此所谓，
大顺杏仁姜桂甘，散寒燥湿斯为贵。

温脾消暑，除烦止渴。主治感受暑湿，湿伤脾胃。症见烦躁口渴，呕吐泄泻以及暑月酒食所伤等。

暨：和，并用。

阴证：指阴暑，伤暑之一。因暑月炎热而吹风纳凉，或饮冷无度所致。

斯：此，这。

【组方】

君药	臣药	
砂仁　四两 醒脾和胃	白扁豆　二两 清暑化湿	草果（煨）　四两 温脾燥湿

		佐使药
葛根　二两 解散暑热	乌梅　四两 生津止渴	炙甘草　四两 调和诸药

这六味药共研粗末，每次服用四钱，水煎凉服。

【方析】

　　缩脾饮出自《太平惠民和剂局方》，用于治疗夏月感受暑湿而从寒化证。方中砂仁辛温芳香，醒脾和胃，理气化湿，为君药。白扁豆专清暑化湿；草果温脾燥湿，使湿去暑消，为臣药。葛根即可解散暑热，又可鼓舞胃气上升而生津止渴；乌梅除热生津止渴，共为臣药。炙甘草健脾和中，以助脾运化，且又调和诸药，为佐使药。诸药合用，共奏清暑热、除烦渴、温脾止泻之功。

【附方】

方　名	组　方	用　法	功　效	主　治
大顺散（《太平惠民和剂局方》）	干姜、肉桂、炒杏仁去皮尖各四斤，甘草三十斤	先将甘草用白砂炒至八分黄熟，次入干姜同炒，令姜裂，再入杏仁又同炒，候杏仁不作声为度，用筛隔净，后入肉桂，一起捣为散，每次用二钱，水煎去滓，温服	温中祛暑，散寒燥湿	感受暑邪，热伏于内，又加饮冷过多，升降失常，脾胃受湿，脏腑不调。症见食少体倦，呕吐泄泻，水谷不化脉沉缓等

清暑利湿。主治感受暑湿。症见身热口渴，小便不利，大便泄泻等。

六一散

六一：本方由六份滑石，一份甘草组成，故名"六一散"。

六一滑石同甘草，解肌行水兼清燥，
统治表里及三焦，热渴暑烦泻痢保，
益元碧玉与鸡苏，砂黛薄荷加之好。

【组方】

这两味药共研细末，每次服用三钱，和蜜少许，无蜜亦可，冷水或灯心汤调服，每日服用三次。

君药	臣药
滑石　六两 清解暑热	甘草　一两 清热泻火

【方析】

六一散出自《伤寒直格》，方剂由滑石、甘草组成。可清暑利湿，用于治疗暑湿证。方中滑石甘淡性寒，体滑质重，既可清解暑热，以治暑热烦渴，又可通利水道，使三焦湿热从小便而泄，以除暑湿所致的小便不利及泄泻，故用以为君。生甘草甘平偏凉，能清热泻火，益气和中，与滑石相伍，一可甘寒生津，使利小便而津液不伤；二可防滑石之寒滑重坠以伐胃，为臣药。二药合用，清暑利湿，能使三焦暑湿之邪从下焦渗泄，则热、渴、淋、泻诸症可愈。

【附方】

方　名	组　方	用　法	功　效	主　治
益元散（《伤寒直格》）	六一散加辰砂	灯心汤调服	清心祛暑，兼能安神	心悸怔忡，失眠多梦
碧玉散（《伤寒直格》）	六一散加青黛令如轻碧色	水煎服	祛暑清热	暑湿证兼有肝胆郁热者
鸡苏散（《伤寒直格》）	六一散加薄荷叶一分	水煎服	疏风祛暑	暑湿证兼见微恶风寒、头痛头胀、咳嗽

读书笔记

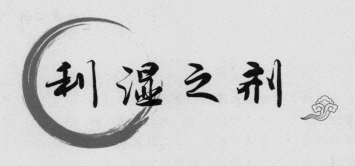

利湿之剂

利湿之剂，又称祛湿剂，是以逐水药或祛湿药为主组成，以治疗水湿病证的方剂，具有渗湿利湿、疏表祛湿、健运化湿等作用。

小半夏加茯苓汤

🌀 **小半夏加茯苓汤，行水散痞有生姜，**
　　呕吐痞满头眩悸，膈间水停效堪良，
　　加桂除夏治悸厥，茯苓甘草汤名彰。

行水消痞，降逆止呕。主治膈间停水证。症见突然呕吐，心下痞满，头眩心悸，口不渴等。

悸厥：悸，指心下悸，即胃脘部悸动不宁。厥，指寒厥。皆因水饮停于心下所致。

这三味药用水煎，分两次温服。

【组方】

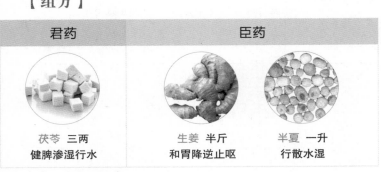

君药	臣药	
茯苓 三两 健脾渗湿行水	生姜 半斤 和胃降逆止呕	半夏 一升 行散水湿

注：半升 ≈ 39.0625 克。

【方析】

小半夏加茯苓汤出自张仲景的《金匮要略》。膈间停水为本方的主证。故方中用甘淡之茯苓为君药，健脾渗湿行水，使膈间之水从小便而去。生姜辛温，为呕家圣药，既可辛散水饮，又和胃降逆止呕；半夏辛温，行散水湿，和胃降逆止呕，共为臣药。三药合用，使水行胃和，呕吐痞满也就自然消除。

【附方】

方　名	组　方	用　法	功　效	主　治
茯苓甘草汤（《伤寒论》）	茯苓、桂枝各二两，生姜三两，炙甘草一两	水煎，分三次温服	温中化饮，通阳利水	水饮停心下。症见心下悸，口不渴，四肢厥逆等

肾着汤

肾着汤内用干姜，茯苓甘草白术襄，

伤湿身痛与腰冷，亦名甘姜苓术汤，

黄芪防己除姜茯，术甘姜枣共煎尝，

此治风水与诸湿，身重汗出服之良。

【组方】

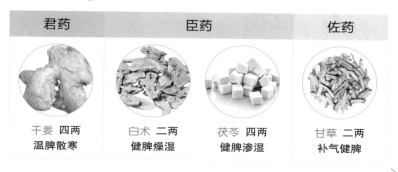

君药	臣药		佐药
干姜　四两 温脾散寒	白术　二两 健脾燥湿	茯苓　四两 健脾渗湿	甘草　二两 补气健脾

【方析】

肾着汤出自张仲景的《金匮要略》。腰重冷痛为本方的主证。故方中以辛热的干姜温脾散寒，为君药。白术甘苦温以健

温脾祛湿。主治肾着病。症见身体重痛，腰以下冷痛，腰重如带五千钱，口不渴，饮食如故，小便自利，舌淡苔白，脉沉迟或沉缓等。

肾着：指肾着病，是肾为寒湿之邪所伤，以腰重冷痛为主要见症的疾病。

风水：水肿病的一种。多由表虚不固，外受风邪侵袭，肺气失于宣降，不能通调水道，水湿停滞体内，郁于肌肤所致。症见发病急骤，发热恶风，面目四肢浮肿，身重，小便不利，苔白脉浮等。

这四味药，水煎，分三次温服。

脾燥湿；茯苓健脾渗湿，共为臣药。使以甘草调和诸药，且又能补气健脾。四药相合，使寒去湿消，则腰重冷痛自除。

【附方】

方 名	组 方	用 法	功 效	主 治
防己黄芪汤（《金匮要略》）	防己一两，黄芪一两一分，白术七钱半，甘草半两	上四药研为细末，每次抄五钱匕，加生姜四片，大枣一枚，水煎温服	益气祛风，健脾利水	风水或风湿。症见汗出恶风，身重，小便不利，舌淡苔白，脉浮等

利水消肿，理气健脾。主治皮水，脾虚湿盛。症见肢体沉重，周身水肿，上气喘急，小便不利，心腹胀满，舌苔白腻，脉沉缓等。

肤胀：是指寒湿留滞在皮肤之内而出现肿胀的病症。症可见全身水肿，腹部膨大，按之肿有凹陷，皮厚而色泽无异常变化等。

五皮饮

🌀 五皮饮用五般皮，陈茯姜桑大腹奇，

或用五加易桑白，脾虚肤胀此方司。

【组方】

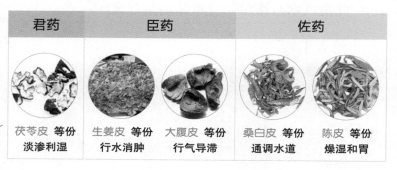

君药	臣药		佐药	
茯苓皮 等份 淡渗利湿	生姜皮 等份 行水消肿	大腹皮 等份 行气导滞	桑白皮 等份 通调水道	陈皮 等份 燥湿和胃

这五味药共为粗末，每次服用三钱，水煎，去滓后，温服。

【方析】

五皮饮出自《中藏经》，用于治疗皮水证。方中用茯苓皮淡渗利湿，行水消肿，为君药。生姜皮、大腹皮助君行水消肿，为臣药。三药相合，能去皮肤中的停水。又佐以桑白皮肃降肺气，通调水道，利水消肿；陈皮理气健脾，燥湿和胃，使气行水行。方中五药皆用其皮，则善行皮间之水气，故专治皮水。

【附方】

方　名	组　方	用　法	功　效	主　治
五皮饮（《麻科活人全书》）	上方去桑白皮，换五加皮	水煎服	利水消肿，理气健脾	水肿体虚较轻兼热者

五苓散

> 五苓散治太阳腑，白术泽泻猪茯苓，
>
> 膀胱化气添官桂，利便消暑烦渴清。
>
> 除桂名为四苓散，无寒但渴服之灵。
>
> 猪苓汤除桂与术，加入阿胶滑石停，
>
> 此为和湿兼泻热，黄疸便闭渴呕宁。

【组方】

君药	臣药		佐药	
泽泻 一两六铢 利水渗湿	茯苓 十八铢 利水渗湿	猪苓 十八铢 淡渗利湿	白术 十八铢 健脾燥湿	桂枝 半两 温阳利水

注：1铢 ≈ 0.65 克。

【方析】

　　五苓散出自张仲景的《伤寒论》，用于治疗太阳蓄水证。方中重用泽泻为君药，以其甘淡，直达肾与膀胱，利水渗湿。臣以茯苓、猪苓之淡渗，增强其利水渗湿之力。佐以白术健脾

利水渗湿，温阳化气。主治：①蓄水证，症见小便不利，头痛发热，烦渴欲饮，或水入口即吐，脉浮，舌苔白；②水湿内滞，症见水肿，泄泻，小便不利，霍乱吐泻，暑热烦渴，身重等；③痰饮，症见脐下动悸，吐涎沫而头眩，或短气而咳喘等。

太阳腑：膀胱为太阳之腑。此指膀胱蓄水证。乃因邪入膀胱，气化不行，小便不利，致水蓄膀胱。

黄疸：指湿热蕴结的黄疸。

这五味药书研细末，每次用米汤调服二钱，日三次。

以运化水湿。佐以桂枝温阳化气以助利水，解表散邪以祛表邪。诸药合用，共奏利水渗湿、温阳仕气之功。《伤寒论》示人服后当饮暖水，以助发汗，使表邪从汗而解。

【附方】

方 名	组 方	用 法	功 效	主 治
四苓散（《丹溪心法》）	五苓散除去桂枝	水煎服	利水渗湿	内伤饮食有湿。症见小便不利，大便溏泻，口渴等
猪苓汤（《伤寒论》）	五苓散除去桂枝、白术，加入阿胶、滑石而成。五味药各一两	先煮四味，内阿胶烊消，分三次温服	利水清热养阴	水热互结。症见小便不利，口渴欲饮，发热或心烦不寐，或兼有咳嗽下利等。又可治小便涩痛，血淋，小腹胀满等

行水退肿，疏风祛湿。主治阳水证（水湿壅盛）。症见遍身水肿，喘呼口渴，大小便秘，胸腹胀满，脉沉数。

疏凿：指本方能上下内外分消，其势犹如夏禹疏江凿河，使壅盛于表里之水湿迅速分消，故名疏凿饮子。

这十味药共研细末，每次服四钱，加生姜皮水煎，去滓温服。

疏凿饮子

疏凿槟榔及商陆，苓皮大腹同椒目，
赤豆芫荛泻木通，煎益姜皮阳水服。

【组方】

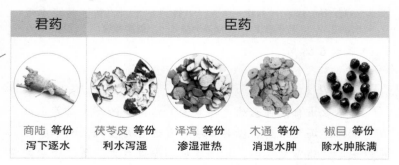

| 君药 | 臣药 |

商陆 等份 泻下逐水　茯苓皮 等份 利水泻湿　泽泻 等份 渗湿泄热　木通 等份 消退水肿　椒目 等份 除水肿胀满

佐使药

赤小豆 等份　　羌活 等份　　秦艽 等份
利水渗湿　　　祛风解表　　　祛风湿

大腹皮 等份　　槟榔 等份
行气导滞　　　行气利水

【方析】

　　疏凿饮子出自严用和的《济生方》。本证多由水湿壅盛，泛溢表里所致，治疗以逐水消肿为主。方中商陆泻下逐水，通利二便；泽泻、赤小豆、椒目、木通、茯苓皮利水泻湿，消退水肿；槟榔、大腹皮行气导滞，使气畅水行；羌活、秦艽、生姜疏风发表，开泄腠理，使表之水湿从肌肤而泄。诸药合用，共奏行水退肿、疏风祛湿、兼清热之功。

羌活胜湿汤

　　羌活胜湿羌独芎，甘蔓藁本与防风，
　　湿气在表头腰重，发汗升阳有异功，
　　风能胜湿升能降，不与行水渗湿同，
　　若除独活芎蔓草，除湿升麻苍术充。

【组方】

君药　　　　　　　　　　臣药

羌活 一钱　　　独活 一钱　　　防风 五分　　　藁本 五分
祛风除湿　　　通利关节　　　祛风胜湿　　　善止头痛

祛风胜湿。主治湿气在表。症见头痛头重、腰脊重痛，或周身疼痛、轻微寒热、苔白脉浮等。

这七味药水煎，饭前温服。

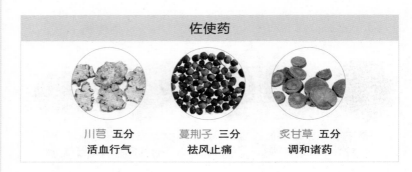

川芎 五分	蔓荆子 三分	炙甘草 五分
活血行气	祛风止痛	调和诸药

【方析】

羌活胜湿汤出自李东垣的《内外伤辨惑论》，用于治疗风湿在表。方中羌活、独活共为君药，二者皆为辛苦温燥之品，其辛散祛风，味苦燥湿，性温散寒，故皆可祛风除湿、通利关节。其中羌活善祛上部风湿，独活善祛下部风湿，两药相合，能散一身上下之风湿，通利关节而止痹痛。臣以防风、藁本，入太阳经，祛风胜湿，且善止头痛。佐以川芎活血行气，祛风止痛；蔓荆子祛风止痛。使以炙甘草调和诸药。综观全方，以辛苦温散之品为主组方，共奏祛风胜湿之效，使客于肌表之风湿随汗而解。

【附方】

方　名	组　方	用　法	功　效	主　治
羌活除湿汤（《内外伤辨惑论》）	羌活胜湿汤除去独活、川芎、蔓荆子、甘草，加升麻、苍术而成	水煎服	祛风除湿	一身尽痛，风湿相搏

读书笔记

舟车丸

🌀 舟车牵牛及大黄，遂戟芫花又木香，

　青皮橘皮加轻粉，燥实阳水却相当。

【组方】

君药	臣药

黑牵牛　四两
下气行水

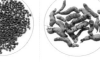

甘遂　一两
攻逐积水

芫花　一两
泻水逐饮

大戟　一两
逐水通便

大黄　二两
泻热通便

佐药

炒青皮　一两
疏畅气机

橘皮　一两
理气燥湿

木香　五钱
行气利水

轻粉　一钱
通窍利水

【方析】

　　舟车丸出自汪昂的《医方集解》引河间方。本方证乃因水热内壅，气机阻滞所致。邪实而正未虚，亦称热(燥)实阳水。这燥实阳水即为本方的主证。故方中用炒黑牵牛以通利二便，下气行水，为君药。酒浸大黄助君药荡涤肠胃，泻热通便；面裹煨甘遂、面裹煨大戟、醋炒芫花攻逐积水，共为臣药。君臣相配，使水湿从二便分消而去。炒青皮、橘皮、木香疏畅气机，使气行则水行；轻粉走而不守，通窍利水，协助诸药，使水湿分消下泄，共为佐药。诸药相配，共奏行气逐水消肿之功。

逐水消肿。主治阳水证。症见水肿水胀，口渴气粗，腹坚，大便秘结，小便不利，脉沉数有力。

阳水：凡水肿见大便秘结，小便不利，口渴面赤，腹胀坚实，脉沉数有力等属热属实证的为阳水。

这九味药共研细末，水泛为丸，每次服五分，早晨天明时用温开水送下，以大便下利三次为恰当。若仅一两次，且不通利，第二天早晨再服，用六七分，渐渐加到一钱，总以大便通畅下利为止。假使服后大便下利四五次，或服后因下利而致精神萎靡不振，可减到二三分。或隔一、二、三日服一次，到水肿水胀减轻为止。并忌食盐，菌100天。

实脾饮

🍃 **实脾苓术与木瓜，甘草木香大腹加，**
　草蔻附姜兼厚朴，虚寒阴水效堪夸。

温阳健脾，行气利水。主治阳虚水肿（虚寒阴水）。症见身半以下肿甚，手足不温，口中不渴，胸腹胀满，大便溏薄，舌苔厚腻，脉沉迟等。

阴水：凡因脾肾阳虚，不能化水运湿而致的水肿，称为阴水。

这十味药共研粗末，每次用四钱，加上片生姜、一枚大枣煎服。

【组方】

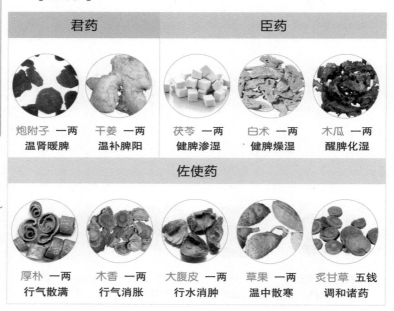

君药		臣药		
炮附子 一两 温肾暖脾	干姜 一两 温补脾阳	茯苓 一两 健脾渗湿	白术 一两 健脾燥湿	木瓜 一两 醒脾化湿

佐使药

厚朴 一两 行气散满	木香 一两 行气消胀	大腹皮 一两 行水消肿	草果 一两 温中散寒	炙甘草 五钱 调和诸药

【方析】

　　实脾饮出自严用和的《济生方》。虚寒阴水即为本方的主证。胸腹胀满为次要症状。故方中以干姜温补脾阳，助脾运化水湿；炮附子温肾暖脾、助气化以行水，共为君药。白术健脾燥湿；茯苓健脾渗湿，使水湿从小便而去。木瓜芳香醒脾化湿，共为臣药。大腹皮下气宽中，行水消肿；木香、厚朴行气散满，使气行则水行；草果燥湿健脾，温中散寒；加生姜、大枣意在调补脾胃，助脾运化，俱为佐药。炙甘草调和诸药，且又补脾气，为使药。诸药相合，共奏温阳健脾，行气利水之功。

读书笔记

大橘皮汤

🌀 **大橘皮汤治湿热，五苓六一二方缀，**

陈皮木香槟榔增，能消水肿及泄泻。

【组方】

君药	臣药			佐使药
滑石 四钱 清热利湿	赤茯苓 一钱半 利水渗湿	猪苓 一钱 清热利湿	泽泻 一钱 渗湿泄热	白术 一钱 健脾燥湿
官桂 半钱 温阳化气	槟榔 一钱 行气利水	橘皮 三钱 理气化湿	木香 一钱 理气行气	甘草 三分 调和诸药

理气行水，清热利湿。主治湿热内盛。症见心腹满胀，小便不利，大便泄泻及水肿等。

缀：原为相联之意，此处作同用解。

这十味药，加五片生姜，水煎服。

【方析】

大橘皮汤出自《奇效良方》，用于治疗湿热内结证水肿。湿热内攻，心腹胀满，小便不利，大便滑泻及水肿。方中重用滑石为君药，清热利湿。赤茯苓、猪苓、泽泻利水渗湿泄热，助君药清热利湿，使湿热从小便而去，共为臣药。白术健脾燥湿，脾健则可运化水湿；官桂（肉桂）温阳化气，使气化水行；槟榔行气利水；橘皮、木香理气行气，使气行则水行，气行湿亦化，共为佐药。甘草调和诸药，为使药。诸药相合，可利小便而实大便，水湿从小便而去，则水肿、泄泻可消除。

📝 读书笔记

茵陈蒿汤

茵陈蒿汤治疸黄，阴阳寒热细推详，

阳黄大黄栀子入，阴黄附子与干姜，

亦有不用茵陈者，仲景柏皮栀子汤。

清热，利湿，退黄。主治湿热黄疸（阳黄）。症见一身面目俱黄，黄色鲜明如橘皮色，腹微满，口中渴，小便不利，舌苔黄腻，脉沉数。

【组方】

君药	臣药	使药
茵陈 六两 清热利湿	栀子 十四枚 清热降火	大黄 二两 泻热逐瘀

阳黄：黄疸两大类型之一。多因湿热内蕴交蒸，热不得外越，湿不得下泄，熏蒸肝胆，胆热液泄，溢于肌肤所致。

阴黄：是黄疸两大类型之一。多因寒湿内郁所致。

先煮茵陈，后下二药，水煎，分三次服。

【方析】

茵陈蒿汤出自张仲景的《伤寒论》。本方为治疗湿热黄疸之常用方，《伤寒论》用其治疗瘀热发黄，《金匮要略》以其治疗谷疸。方中重用茵陈为君药，本品苦泄下降，善能清热利湿，为治黄疸要药。臣以栀子清热降火，通利三焦，助茵陈引湿热从小便而去。佐以大黄泻热逐瘀，通利大便，导瘀热从大便而下。三药合用，使湿热瘀滞下泄，小便通利，黄疸自消退。

【附方】

方　名	组　方	用　法	功　效	主　治
栀子柏皮汤 （《伤寒论》）	栀子十五枚，黄柏二两，炙甘草一两	水煎，分二次温服	退黄，清热，利湿	伤寒身热发黄

八正散

八正木通与车前，萹蓄大黄滑石研，

草梢瞿麦兼栀子，煎加灯草痛淋蠲（juān）。

【组方】

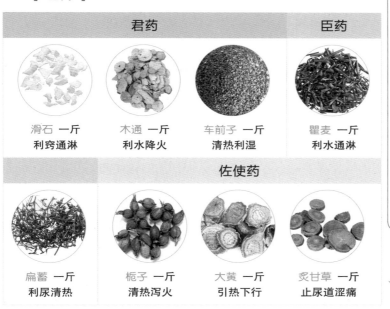

君药			臣药
滑石 一斤 利窍通淋	木通 一斤 利水降火	车前子 一斤 清热利湿	瞿麦 一斤 利水通淋

佐使药			
萹蓄 一斤 利尿清热	栀子 一斤 清热泻火	大黄 一斤 引热下行	炙甘草 一斤 止尿道涩痛

【方析】

八正散出自《太平惠民和剂局方》，用于治疗湿热淋证。方用瞿麦利水通淋，清热凉血，木通利水降火；萹蓄、车前子、滑石、灯心草清热利湿，利窍通淋，以栀子、大黄清热泻火，引热下行；甘草梢和药缓急，止尿道涩痛。诸药合用，共奏清热泻火、利水通淋之功。

利水通淋，清热泻火。主治湿热下注，血淋、热淋。症见尿频尿急，淋漓不利，小便浑赤，溺时涩痛，小腹胀急，甚者癃闭不通，咽干口燥，舌苔黄腻，脉滑数等。

八正：方由八味药组成，以泻膀胱之热（本证为湿热结于膀胱，故泻之），此为正治，故名八正散。

蠲：免除。

这八味药共研粗末为散，每次服用二钱，与灯心草同煎，去滓后，温服。

当归拈痛汤

🌀 **当归拈痛羌防升，猪泽茵陈芩葛朋，**
　　二术苦参知母草，疮疡湿热服皆应。

【组方】

君药		臣药		
羌活 五钱 祛风胜湿	茵陈 五钱 清热利湿	猪苓 三钱 利尿渗湿	泽泻 三钱 清热通淋	知母 三钱 清热养阴

佐使药				
黄芩 一钱 清热燥湿	苦参 二钱 清泄湿热	苍术 二钱 散风祛湿	白术 一钱五分 健脾燥湿	防风 三钱 祛关节风湿
升麻 二钱 散肌肉中风湿	葛根 二钱 疏风解表	当归 三钱 养血活血	人参 二钱 扶正祛邪	炙甘草 五钱 调和诸药

【方析】

　　当归拈痛汤出自《医学启源》，用于治疗湿热相搏，外受风邪证。方中用羌活祛风胜湿，止周身重痛；茵陈清热利湿，共为君药。猪苓、泽泻利小便而渗湿；知母、黄芩、苦参清热燥湿，共为臣药。佐以苍术、白术健脾燥湿，脾健则湿邪得以运化；防风宣透关节间风湿，与升麻、葛根一起升发脾胃清阳，以发散肌肉间风湿；当归养血活血，防苦燥渗利之品伤阴血；人参益气健脾，扶正祛邪。甘草调和诸药为使。诸药相配，利湿清热，上下分消，使血气通利，经脉和畅。

萆薢分清饮

萆薢分清石菖蒲，草梢乌药益智俱，
　　或益茯苓盐煎服，通心固肾浊精驱，
　　缩泉益智同乌药，山药糊丸便数需。

【组方】

君药	臣药	佐使药		
萆薢 一两 分清化浊	益智仁 一两 温肾补阳	乌药 一两 温肾祛寒	石菖蒲 一两 化浊祛湿	甘草 五钱 调和诸药

【方析】

　　萆薢分清饮出自《杨氏家藏方》，用于治疗膏淋、白浊。方中萆薢为君善于利湿，分清化浊，是治白浊之要药。益智仁温肾阳，缩小便，为臣药。乌药温肾祛寒，暖膀胱以助气化；石菖蒲芳香化浊，分利小便，共为佐药。甘草调和诸药，缓急和中为使。食盐少许，取其咸入肾经，直达病所之意。诸药合用，则共奏温暖下元、分清化浊之功。

温暖下元，利湿化浊。主治下焦虚寒之膏淋、白浊。症见小便频数，凝若膏糊，色白如米泔，舌淡苔白，脉沉。

这五味药共研粗末，每次服用四钱，服用时加盐一捻煎服。

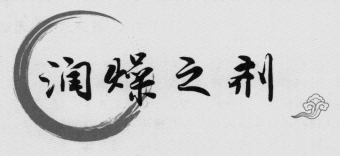

润燥之剂

名家带你读

润燥之剂，也称治燥剂，是以滋润药为主组成，具有滋养阴液、清热等作用。燥证有外燥、内燥之分。外燥系外感秋令燥邪所致。内燥多由脏腑津液亏损所致。因此，解除外燥的方剂，多由清凉滋润的药物组成。滋润内燥的方剂，多由滋阴增液、生津益血、清火泄热、养阴清热等药物所组成。

润肠通便，疏风活血。主治风秘、血秘。症见大便燥结，不欲饮食等，以及脾胃有伏火所致便秘。

润肠丸

🌀 润肠丸用归尾羌，桃仁麻仁及大黄，
　　或加芄防皂角子，风秘血秘善通肠。

【组方】

血秘：因血虚所引起的大便秘结。

君药	臣药			佐药
火麻仁 一两 润燥通便	桃仁 一两 祛瘀通便	大黄 五钱 通便逐瘀	当归 五钱 活血润滑	羌活 五钱 疏散风邪

这五味药共研极细末，与白蜜炼和做成丸药，如梧桐子大，每次服三五十丸，白开水送下。

【方析】

润肠丸出自李东垣的《脾胃论》，用于治疗风秘、血秘。方中用火麻仁润燥通便，兼能补虚，为君药。桃仁助君润肠通便，又能活血祛瘀；大黄泻肠胃伏火燥热，通便逐瘀；当归养血活血，润肠通便，共为臣药。羌活疏散风邪，为佐药。五药合用，使血和风疏，肠胃得润，大便自然通利。综观全方，可使肠润、血活、风祛、便通，而诸症自愈，是肠燥便秘之良方。

【附方】

方　名	组　方	用　法	功　效	主　治
活血润燥丸（《兰室秘藏》）	润肠丸加防风、皂角子	除麻仁、桃仁另研如泥外，捣研极细末，用白蜜炼和做成丸药，丸如梧桐子大，每次服三五十丸，白开水送下	润肠通便，疏风活血	风秘、血秘

滋燥养荣汤

滋燥养荣两地黄，芩甘归芍及艽防，

爪枯肤燥兼风秘，火燥金伤血液亡。

【组方】

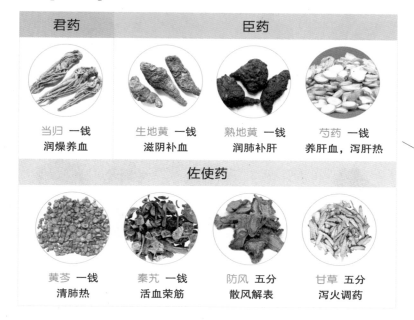

君药	臣药		
当归 一钱 润燥养血	生地黄 一钱 滋阴补血	熟地黄 一钱 润肺补肝	芍药 一钱 养肝血，泻肝热

佐使药

黄芩 一钱 清肺热	秦艽 一钱 活血荣筋	防风 五分 散风解表	甘草 五分 泻火调药

润燥补血。主治火灼肺金，血虚外燥。症见皮肤干燥褶纹明显，爪甲枯槁，筋脉拘挛，皮肤瘙痒，大便燥结等。

风秘：病症名，由于风搏于肺脏，传于大肠，而致大肠津液干燥，大便燥结，排便艰难，称"风秘证"。

这八味药水煎服。

滋阴养血，益气
温阳。主治：①
阴血不足，阳气
虚弱，症见脉结
代，心动悸，虚
羸少气，舌光少
苔，或质干而瘦
小者；②虚劳肺
痿，症见咳唾涎
沫，形瘦短气，
虚烦不眠，自汗
或盗汗，咽干口
燥，大便干结，
脉虚数等。

虚劳肺痿：指因
虚损劳伤而致阴
虚肺伤，肺叶枯
痿的慢性虚弱疾
患。临床表现为
咳唾涎沫，形瘦
气短，口干舌燥，
脉虚数等。

这九味药用清酒
和水先煎煮八味
药（留下阿胶），
去滓取汁，内放
阿胶烊化消尽，
分三次温服。

【方析】

　　滋燥养营汤出自《赤水玄珠》，用于治疗血虚风燥证。
方中用当归润燥，为君药。生地黄、熟地黄滋阴补血，润肺补
肝；芍药养肝血，兼泻肝热，为臣药。由于兼有风热，又佐黄
芩清肺热；秦艽、防风以散风（二药皆为风药中的润药），秦
艽又能通络舒筋。甘草泻火调药，为佐使药。诸药相配，滋阴
润燥养血，兼以清热散风。

炙甘草汤

🌀 **炙甘草汤参姜桂，麦冬生地火麻仁，**

　大枣阿胶加酒服，虚劳肺痿效如神。

【组方】

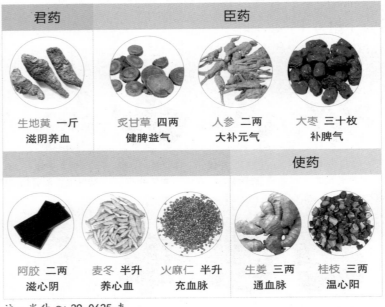

君药		臣药		
生地黄 一斤 滋阴养血	炙甘草 四两 健脾益气	人参 二两 大补元气	大枣 三十枚 补脾气

			使药	
阿胶 二两 滋心阴	麦冬 半升 养心血	火麻仁 半升 充血脉	生姜 三两 通血脉	桂枝 三两 温心阳

注：半升 ≈ 39.0625 克。

【方析】

炙甘草汤出自张仲景的《伤寒论》。是治疗心动悸、脉结代的名方。方中重用生地黄滋阴养血，为君药。配伍炙甘草、人参、大枣益心气，补脾气，以资气血生化之源；阿胶、麦冬、火麻仁滋心阴，养心血，充血脉，共为臣药。佐以桂枝、生姜辛行温通，温心阳，通血脉，诸厚味滋腻之品得姜、桂则滋而不腻。用法中加清酒煎服，以清酒辛热，可温通血脉，以行药力，是为使药。诸药合用，共奏滋阴养血、益气温阳复脉之功。

活血润燥生津饮

润燥生津，活血通便。主治内燥血枯。症见津液枯少，大便秘结，皮肤干燥，口干等。

🌀 活血润燥生津饮，二冬熟地兼瓜蒌，
桃仁红花及归芍，利秘通幽善泽枯。

通幽：幽，指幽门，是胃之下口。通幽，即指胃肠滋润，大便通畅。

【组方】

君药		臣药	
熟地黄 一钱 滋阴养血润燥	当归 一钱 活血，润肠通便	白芍 一钱 益阴养血	天冬 八分 滋阴润燥
佐药			
麦冬 八分 养阴润肺	瓜蒌 八分 养阴生津	桃仁 五分 活血润肠	红花 五分 活血祛瘀

这八味药，水煎服。

【方析】

活血润燥生津饮出自汪昂的《医方集解》引丹溪方。内燥血枯为本方的主证。血枯必血行不畅，易生瘀滞，故血瘀为本方的兼证。方中熟地黄、当归滋阴养血润燥，且当归活血，润肠通便，共为君药。白芍助君益阴养血润燥；天冬、麦冬、瓜蒌滋阴润燥，兼能生津，润肠通便，共为臣药。桃仁、红花活血祛瘀，桃仁又可润肠通便，共为佐药。诸药合用，能滋阴养血，润燥生津，活血通便，对内燥血枯，皮肤枯槁的病症，有润泽之功效。

韭汁牛乳饮

> 韭汁牛乳反胃滋，养营散瘀润肠奇，
> 姜汁半两和匀服，噎膈便秘用随宜，
> 五汁安中姜梨藕，三般加入用随宜。

【组方】

滋燥养血，散瘀润肠。主治胃脘有瘀血，干燥枯槁。症见食下胃脘痛，反胃便秘等。

反胃：也称胃反、翻胃。症见食下即痛，不久吐出，或见朝食暮吐，暮食朝吐，或一二时而吐等。

这二汁相合，时时小口地喝。有痰阻者，加入姜汁。

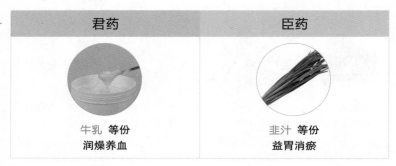

君药	臣药
牛乳 等份 润燥养血	韭汁 等份 益胃消瘀

【方析】

韭汁牛乳饮出自朱丹溪的《丹溪心法》。本方证系胃脘有瘀血阻滞，瘀血不去，新血不生，瘀久血枯燥热，胃肠干燥所致。故血枯胃燥为本方的主证。有痰瘀则为本方的兼证。方中牛乳甘温，润燥养血，为君药。韭汁辛温，益胃消瘀，为臣药。姜汁辛微温发散，善开痰上呕，温中开胃。二药合用，使胃润得降，肠润便通，瘀血去，胃无阻，食得下。

【附方】

方　名	组　方	用　法	功　效	主　治
五汁安中饮（《汤头歌诀》引张任候方）	本方系韭汁牛乳饮再加姜汁、梨汁、藕汁而成	少量频服	润肠通便，疏风活血	润燥养血，活血润肠。胃有寒痰瘀血或胃燥血枯。症见食下作痛，反胃噎膈，大便艰涩，口干咽燥，胸膈痞闷隐痛等

酥蜜膏酒

补脾润肺，生津润喉。主治虚羸肺燥，气乏声嘶。症见气短乏力，声音嘶哑，咽喉干燥，或见咳嗽，吐涎沫等。

酥蜜膏酒用饴糖，二汁百部及生姜，
杏枣补脾兼润肺，声嘶气惫酒喝尝。

酥：指牛羊奶乳所熬之油，有润燥调营的作用。

声嘶：即声音哑。

【组方】

君药		臣药	

酥　一升
补脾润肺

白蜜　一升
补中润燥

百部汁　一升
下气止咳

杏仁　一升
降利肺气

这七味药用微火缓缓煎熬如膏，每次用酒细细咽下一汤匙，早晚各三次。

佐药		

饴糖　一升
补中润燥

生姜汁　一升
散寒化痰

大枣肉　一升
补脾养血

注：半升 ≈ 39.0625 克。

【方析】

酥蜜膏酒出自孙思邈的《备急千金要方》。本方证乃因脾肺气虚，肺阴不足，肺失清肃所致。故肺燥阴不足为本方的主证。脾气虚为本方的兼证。所以方中以酥、白蜜为君药，补脾润肺燥。百部、杏仁润肺止咳，宣利肺气；饴糖润肺止咳，补脾益气，使气阴生化有源，共为臣药。姜汁、大枣调补脾胃，以培土生金，生姜汁且又散寒化痰饮，使润肺补脾不敛邪，合为佐药。诸药合用，使肺气阴得补，肺得濡润，宣降正常，则声嘶气急可治愈。用酒辛散温行，能助药力上行于胸膈之间，又使滋补不腻。

清肺润燥，健脾逐湿。主治肺脏受湿热之邪。症见痿躄（wěi bì）喘促，色白毛败，头眩身重，胸满少食，口渴便秘等。

痿：以四肢软弱无力为主症，尤其以下肢痿软瘫痪，足不能行为多见，也称"痿痹"。

清燥汤

🌀 清燥二术与黄芪，参苓连柏草陈皮，
猪泽升柴五味曲，麦冬归地痿方推。

【组方】

这十八味药共研粗末，每次服用五钱，水煎服。

君药		臣药		
麦冬 二分 滋肺胃之阴	黄芪 一钱半 补脾气益肺气	生地黄 二分 补肝肾	当归身 二分 滋阴养血	五味子 九粒 益气生津
佐使药				
黄连 一分 清热燥湿	酒黄柏 一分 清热利湿	人参 三分 大补元气	苍术 一钱 健脾燥湿	白术 五分 健脾运湿

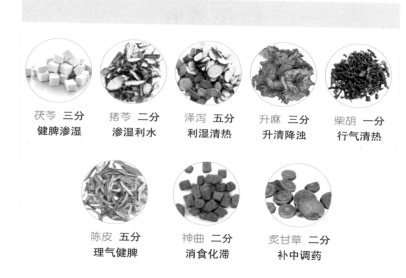

茯苓 三分
健脾渗湿

猪苓 二分
渗湿利水

泽泻 五分
利湿清热

升麻 三分
升清降浊

柴胡 一分
行气清热

陈皮 五分
理气健脾

神曲 二分
消食化滞

炙甘草 二分
补中调药

【方析】

　　清燥汤出自李东垣的《脾胃论》，用于治疗湿热所致的痿证。方中麦冬甘寒，滋养肺胃之阴，兼清肺热；黄芪补脾气益肺气，以补土生金，金能生水，共为君药。生地黄、当归身滋阴养血，以补肝肾；五味子益气生津保肺，又能下滋肾水；黄连、黄柏清热燥湿；人参大补元气，益脾肺，以资生化之源，共为臣药。苍术、白术健脾燥湿，以助脾运；茯苓、猪苓、泽泻利湿清热，导湿热之邪从小便去；升麻、柴胡以升清气，清阳升则湿浊降，兼可清热；陈皮理气健脾燥湿；神曲消食化滞，共为佐药。炙甘草补中调药，为使药。方中诸药相配，清热燥湿，益气养阴，标本兼顾，诸症自愈。

读书笔记

白茯苓丸

🍃 **白茯苓丸治肾消，花粉黄连萆薢（bì xiè）调，**
二参熟地覆盆子，石斛蛇床膍胵（pí chī）要。

补肾清热，生津
润燥。主治消渴，
下消证。症见两
腿渐细，腿脚无
力，口渴多饮，
小便频数，尿浮
如膏脂，味甘等。

肾消：即下消。
复因肾水方竭，
蒸化失常所致。
症见腰脚无力，
饮一溲二，溲似
淋浊，如膏如
油等。

膍胵：鸡内金。

这十一味药共研
细末，和白蜜做
成丸药，如梧桐
子大，每服三十
丸，用磁石煎汤
送下。

【组方】

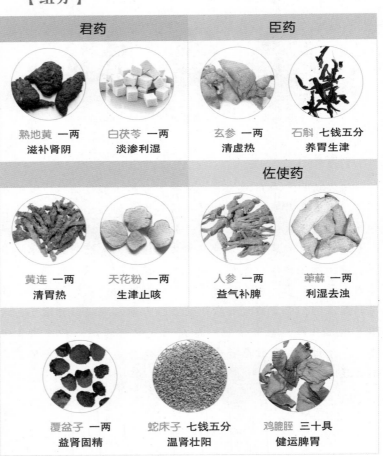

君药

熟地黄 一两
滋补肾阴

白茯苓 一两
淡渗利湿

臣药

玄参 一两
清虚热

石斛 七钱五分
养胃生津

黄连 一两
清胃热

天花粉 一两
生津止咳

佐使药

人参 一两
益气补脾

萆薢 一两
利湿去浊

覆盆子 一两
益肾固精

蛇床子 七钱五分
温肾壮阳

鸡膍胵 三十具
健运脾胃

【方析】

白茯苓丸出自《太平圣惠方》。本方证乃因胃热失治，灼
伤阴津，肾阴耗伤，蒸化失常所致。故肾阴亏虚，胃有积热为本

方的主证。方中熟地黄滋补肾阴；白茯苓补脾益胃，助脾健运，使阴津生化有源，且又淡渗利湿，导热从小便去，二药共为君药。玄参助熟地黄滋补肾阴，并清虚热；石斛甘寒，养胃阴，生津液，滋肾阴，清虚热；黄连、天花粉又能生津止渴，共为臣药。人参益气补脾，生津止渴；草薢清热利湿去浊；覆盆子益肾固精缩尿；蛇床子温肾壮阳，以助气化；鸡膘胚（微炒）运脾健胃，消食除热，且止小便数，共为佐药。用磁石煎汤送下，取其色黑重坠，引诸药入肾，补肾益精，有佐使之用。全方配伍，共奏滋阴清热、益肾润燥之功。

地黄饮子

🌀 **地黄饮子参芪草，二地二冬枳斛参，**

　　泽泻枳实疏二腑，躁烦消渴血枯含。

滋阴补血，除烦止渴。主治阴虚火旺证。症见咽干口渴，多饮，烦躁，面赤，小便频数量多等。

二腑：指大肠和膀胱。

【组方】

君药		臣药	
生地黄 等份 清热润燥	熟地黄 等份 滋阴养血	天冬 等份 滋阴清热	麦冬 等份 养肾胃之阴

这十一味药共研粗末，每次用三钱，水煎服。或作汤剂，水煎服。

佐使药			
石斛 等份 平胃热养胃阴	人参 等份 益气补脾	黄芪 等份 补气生血	炙甘草 等份 调和诸药

枇杷叶 等份
清降肺胃之热

泽泻 等份
疏利膀胱

枳实 等份
疏利大肠

【方析】

地黄饮子出自王贶的《易简方》。本方消渴乃因阴虚血枯有火所致。故阴虚有火、血枯为本方的主证。方中生地黄、熟地黄滋阴养血以润燥，生地黄又可清热，共为君药。天冬、麦冬、石斛滋养肾胃之阴，且又清热，共为臣药。人参、黄芪、炙甘草益气补脾，使阴血生化有源，补气以生血，气旺能生水；枇杷叶清降肺胃之热；泽泻疏利膀胱；枳实疏利大肠，使火热从下而去。诸药合用，使阴血得补，内热得清，则烦躁消渴可除。

猪肾荠苨汤

猪肾荠苨参茯神，知芩葛草石膏因，
磁石天花同黑豆，强中消渴此方珍。

【组方】

补肾生津，泻火解毒。主治肾消强中。症见小便频数，唇焦口渴，多饮，并见强中，或发痈疽等。

荠苨：即甜桔梗，又名杏叶沙参。

强中：指阴茎挺举，不交精自流出。

这十二味药，用水先煮猪肾、黑大豆取汁，用汁煎诸药，分三次服。

君药			臣药
猪肾 一具 补肾益阴	黑大豆 一升 解毒利尿	荠苨 三两 解毒生津	葛根 二两 清热生津

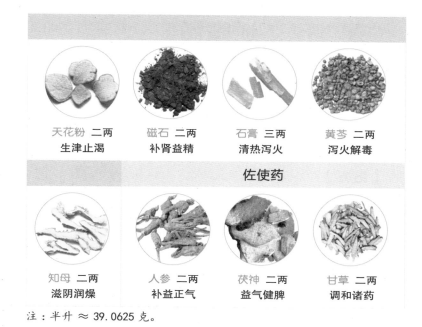

天花粉　二两
生津止渴

磁石　二两
补肾益精

石膏　三两
清热泻火

黄芩　二两
泻火解毒

佐使药

知母　二两
滋阴润燥

人参　二两
补益正气

茯神　二两
益气健脾

甘草　二两
调和诸药

注：半升 ≈ 39.0625 克。

【方析】

　　猪肾荠苨汤出自孙思邈的《备急千金要方》。本方证多因久服壮阳的金石药，热毒积在肾中，消灼肾阴所致。故肾阴耗伤，热毒蕴积为本方的主证。方中用猪肾、黑大豆补肾益阴；荠苨甘寒，解毒生津大豆相配，能解金石药的热毒，三药共为君药。葛根、天花粉清热生津止渴；磁石补肾益精潜阳，又引药入肾经；石膏、黄芩、知母清热泻火，知母同时滋阴润燥，共为臣药。人参、茯神、甘草益气健脾，使肾阴生化有源。共为佐药。甘草又调和诸药，为使药之用。诸药相配，共奏补肾生津、解毒泻火之功。

读书笔记

通幽汤

通幽汤中二地俱，桃仁红花归草濡，

升麻升清以降浊，噎塞便秘此方需，

有加麻仁大黄者，当归润肠汤名殊。

【组方】

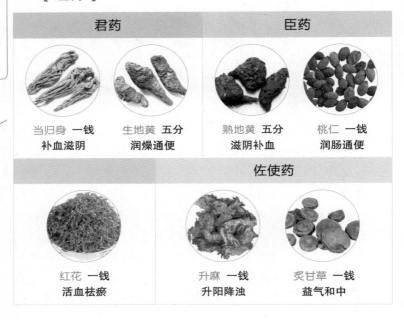

君药		臣药	
当归身 一钱 补血滋阴	生地黄 五分 润燥通便	熟地黄 五分 滋阴补血	桃仁 一钱 润肠通便

佐使药		
红花 一钱 活血祛瘀	升麻 一钱 升阳降浊	炙甘草 一钱 益气和中

【方析】

通幽汤出自李东垣的《脾胃论》。幽门不通上攻为本方的主证。此证多由瘀血内停幽门所致，因此，血瘀气滞为本方的兼证。方中用当归身、生地黄补血滋阴，润燥通便，为君药。熟地黄助君滋阴补血润燥；桃仁、红花润肠通便，活血祛瘀，共为臣药。升麻为阳明引经药，可引诸药入胃经，且又可散郁热，升清阳，清阳升则浊阴自降，以加强通幽通便之功，为佐药。甘草益气和中调药，为佐使之药。诸药相配，共奏养血润燥、活血通幽之功。

养血润燥，活血通幽。主治幽门不通而上攻，吸门不开（吸门即会厌）。症见噎塞，气不得上下，大便艰难等。

濡：此指需养、滋润之意，因"血主濡之"。

这七味药，水煎温服。

✐ 读书笔记

【附方】

方名	组方	功效	主治
当归润肠汤（《兰室秘藏》）	本方即通幽汤加麻仁、大黄而成	养血润燥，活血通幽	幽门不通而上攻，吸门不开（吸门即会厌）。症见噎塞，气不得上下，大便艰难等。润肠通便之力较通幽汤强，更适用于大肠燥热，大便秘结不通者

消渴方

消渴方中花粉连，藕汁地汁牛乳研，

或加姜蜜为膏服，泻火生津益血痊。

【组方】（原方未标注具体用量）

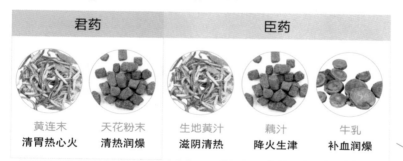

君药		臣药		
黄连末 清胃热心火	天花粉末 清热润燥	生地黄汁 滋阴清热	藕汁 降火生津	牛乳 补血润燥

【方析】

　　消渴方出自朱丹溪的《丹溪心法》。胃热消渴为本方的主证。故方中用苦寒的黄连清泻胃热，又泻心火；天花粉甘寒，生津止渴，清热润燥，共为君药。生地黄滋阴清热，尤善滋肾水；藕汁降火生津；牛乳补血润燥，共为臣药。加入生姜汁和胃降逆，鼓舞胃气；蜂蜜清热润燥，且可调和诸药，有佐使之用。诸药合用，有泻火生津，益血润燥的作用，能使胃热消渴痊愈。

泻火生津，益血润燥。主治胃热消渴。症见善消水谷，多食易饥，口渴欲饮等。

消渴：病症名。泛指以多饮、多食、多尿为主要症状的病症。又有上消、中消、下消之分。如渴而多饮为上消，是肺热；多食善饥为中消，是胃热；渴而小便多有膏为下消，是肾有虚热。

将天花粉末、黄连末和入藕汁、生地黄汁、牛乳中调匀服。或再加入生姜汁、蜂蜜做成膏，噙化（即将膏含在口中）。

润燥通便，搜风
顺气。主治中风
风秘、气秘。症
见大便秘结，小
便不畅，周身瘙
痒，脉浮数等。
亦治肠风下血，
中风瘫痪。

气秘：因气滞或
气虚所引起的
便秘。

搜风顺气丸

搜风顺气大黄蒸，郁李麻仁山药增，
防独车前及槟枳，菟丝牛膝山萸仍，
中风风秘及气秘，肠风下血总堪凭。

【组方】

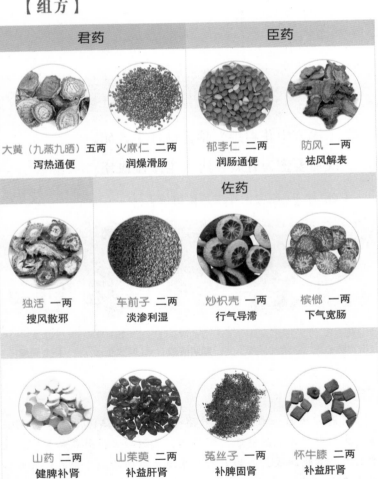

这十二味药共
研细末，和白
蜜做成丸药，
如梧桐子大，
每次服二三十
丸，清茶或温
酒、米汤送下。

君药

大黄（九蒸九晒）五两
泻热通便

火麻仁 二两
润燥滑肠

臣药

郁李仁 二两
润肠通便

防风 一两
祛风解表

佐药

独活 一两
搜风散邪

车前子 二两
淡渗利湿

炒枳壳 一两
行气导滞

槟榔 一两
下气宽肠

山药 二两
健脾补肾

山茱萸 二两
补益肝肾

菟丝子 一两
补脾固肾

怀牛膝 二两
补益肝肾

【方析】

搜风顺气丸出自《太平圣惠方》。风热壅于大肠，津液不行，大便秘结为本方的主证。热伤血络而致肠风下血，及气血运行不畅，筋脉失养之瘫痪均为本方的兼证。周身虚痒为本方的次要症状。故方中用苦寒大黄泻燥结，清瘀热，其经九蒸九晒后则性能比较缓和；火麻仁润燥通便，二药共为君药。郁李仁助麻仁润肠通便；防风、独活搜散风邪，共为臣药。车前子利小便；枳壳、槟榔下气宽肠，破滞顺气，使大肠风热从下而去；山药补气养阴，以助润燥；山茱萸、菟丝子补益肝肾，益阴壮阳；怀牛膝补益肝肾，强壮筋骨，又可引诸药下行，共为佐药。诸药相合，共奏搜风顺气、润燥通便、补益肝肾之功。

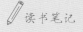
读书笔记

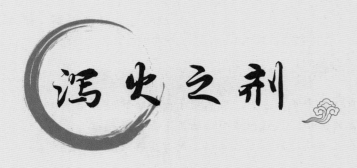

泻火之剂

泻火之剂即泻火剂，又叫清热剂，就是具有凉血解毒、清泄邪热、降火制亢等作用的方剂。

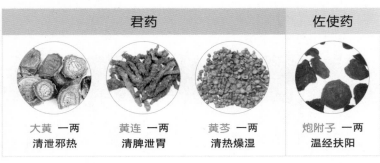

附子泻心汤

附子泻心用三黄，寒加热药以维阳，
痞乃热邪寒药治，恶寒加附治相当，
大黄附子汤同意，温药下之妙异常。

泻热除痞，助阳固表。主治热痞兼表阳虚。症见心下痞塞不通，按之柔软不痛，心下或胸中烦热，口渴，而后恶寒汗出，苔黄，关脉浮盛。

维阳：维护阳气。

痞：气机痞塞不通，满而不痛，按之软。

水煎服，附子另煎。

【组方】

君药			佐使药
大黄 一两 清泄邪热	黄连 一两 清脾泄胃	黄芩 一两 清热燥湿	炮附子 一两 温经扶阳

【方析】

附子泻心汤出自张仲景的《伤寒论》。方中大黄清泄脾胃无形邪热，黄连、黄芩，以增强清脾泄胃，原用麻沸汤（将沸的热水）浸渍，取其气清轻上扬，避免性味重浊泻下。附子久煎后取汁，以温肾壮阳，顾护卫气。本方寒热并用，各奏其功。

黄连解毒汤

🌀 黄连解毒汤四味，黄柏黄芩栀子备，
　躁狂大热呕不眠，吐衄(nù)斑黄均可使，
　若云三黄石膏汤，再加麻黄及淡豉，
　此为伤寒温毒盛，三焦表里相兼治，
　栀子金花加大黄，润肠泻热真堪倚。

【组方】

君药	臣药	佐药	
黄连 三两 清泻心火	黄芩 二两 泻上焦之火	黄柏 二两 泻下焦之火	栀子 十四枚 泻三焦之火

【方析】

　　黄连解毒汤出自《肘后备急方》，用于治疗三焦实热火毒证。方中黄连清泻心火，兼泻中焦之火，为君药。黄芩泻上焦之火，为臣药。黄柏泻下焦之火；栀子泻三焦之火，导热下行，引邪热从小便而出，二者为佐药。方中诸药相配，上下之火皆消，内外兼顾，又因方剂以黄连为主药，故名"黄连解毒汤"。

泻火解毒。主治实热火毒，三焦热盛。症见大热烦躁，口燥咽干，失眠；或热病吐血，衄血；或热甚发斑，身热下利，湿热黄疸；外科痈疮疔毒；舌红苔黄，小便黄赤，脉数有力。

吐衄：吐，即吐血。衄，即鼻孔出血。

斑黄：斑，即发斑，指血溢肌肤形成的瘀斑。黄，即黄疸。

倚：即倚重。

水煎服。

【附方】

方 名	组 方	用 法	功 效	主 治
三黄石膏汤（《伤寒六书》）	前方加麻黄、淡豆豉各一两	水煎服	清热解毒，解表透邪	伤寒温毒盛
栀子金花丸（《医方集解》）	黄连三两，黄柏、黄芩各二两，栀子十四枚	与大黄共研细末做成水丸，每次服二钱	泻热润肠通便	三焦实热，大便不利

清胃凉血。主治
胃有积热。症见
牙痛牵引头痛，
面颊发热，其齿
恶热喜冷；或牙
龈溃烂；或牙宣
出血；或唇舌颊
腮肿痛；口气热
臭，口舌干燥，
舌红苔黄，脉滑
大而数。

牙宣：指牙龈出
血久则萎缩，引
起齿龈宣露。多
因胃有实火火虚
火上炎所致。

清胃散

清胃散用升麻连，当归生地牡丹全，

或益石膏平胃热，口疮吐衄及牙宣。

【组方】

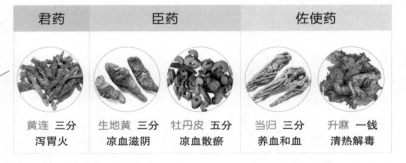

君药	臣药		佐使药	
黄连 三分 泻胃火	生地黄 三分 凉血滋阴	牡丹皮 五分 凉血散瘀	当归 三分 养血和血	升麻 一钱 清热解毒

这五味药均研
为粗末，水煎后
冷服。

【方析】

　　清胃散出自《脾胃论》。本证多由胃有积热，热循足阳明
经脉上攻所致，治疗以清胃凉血为主。方用苦寒之黄连，直泻
胃腑之火。升麻清热解毒，升而能散。胃热则阴血亦必受损，

故以生地黄凉血滋阴；牡丹皮凉血清热。当归养血和血，升麻升散火毒。诸药合用，共奏清胃凉血之效。

半夏泻心汤

🌀 **半夏泻心黄连芩，干姜甘草与人参，**

　大枣和之治虚痞，法在降阳而和阴。

泻热散痞，健脾益气。主治脘闷痞满，饮食不下，发热而呕。

虚痞：病症名。指无物无滞的痞证。多由饮食伤中，劳倦过度，或脏腑阴阳亏损，气机輠（wǒ）旋无力所致。

【组方】

君药	臣药		
半夏 三两 散结除痞	干姜 二两 温中散寒	黄芩 二两 清热燥湿	黄连 一两 泄热开痞

佐使药		
人参 二两 益气健脾	大枣 四枚 补脾和中	炙甘草 二两 调和诸药

水煎，分三次服。

✏️ 读书笔记

【方析】

　　半夏泻心汤出自张仲景的《伤寒论》，方中以辛温之半夏为君，散结除痞，又善降逆止呕。臣以干姜之辛热以温中散寒，黄芩、黄连之苦寒以泄热开痞。以上四味相伍，具有寒热平调、辛开苦降之用。然寒热错杂，又缘于中虚失运，故方中又以人参、大枣甘温益气，以补脾虚，为佐药。使以甘草补脾和中而调诸药。方中诸药相配，辛开苦降，补泻兼施，寒热并用，以半夏为主药，主治心下痞，故名"半夏泻心汤"。

竹叶石膏汤

清热生津，益气和胃。主治伤寒、温病、暑病之后，余热未清，气津两伤。症见身热多汗，心胸烦闷，气逆欲呕，口干喜饮，或虚烦不寐，虚羸少气，舌红苔少，脉虚数。

🌀 **竹叶石膏汤人参，麦冬半夏竹叶灵，**
甘草生姜兼粳米，暑烦热渴脉虚寻。

水煎，煮米熟汤成后温服。

【组方】

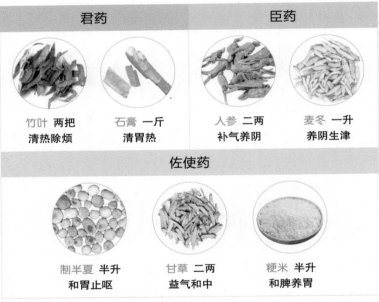

君药		臣药	
竹叶 两把 清热除烦	石膏 一斤 清胃热	人参 二两 补气养阴	麦冬 一升 养阴生津

佐使药		
制半夏 半升 和胃止呕	甘草 二两 益气和中	粳米 半升 和脾养胃

注：半升 ≈ 39.0625 克。

✏ 读书笔记

【方析】

竹叶石膏汤出自张仲景的《伤寒论》。本证多由热病后期、余热未清、气津两伤，胃气不和所致。方中竹叶、石膏清透气分余热，除烦止呕，为君药。人参配麦冬，补气养阴生津，为臣药。半夏和胃降逆止呕，为佐药。甘草、粳米和脾养胃，为使药。诸药合用，共奏清热生津、益气和胃之功。

白虎汤

🌀 白虎汤用石膏偎，知母甘草粳（jīng）米陪，

亦有加入人参者，燥烦热渴舌生苔。

【组方】

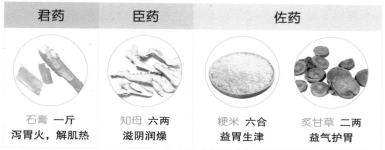

君药	臣药	佐药	
石膏 一斤 泻胃火，解肌热	知母 六两 滋阴润燥	粳米 六合 益胃生津	炙甘草 二两 益气护胃

注：粳米六合 ≈ 9 克。

【方析】

白虎汤出自张仲景的《伤寒论》。本方原为阳明经证的主方，后为治疗气分热盛的代表方。方中石膏辛甘大寒，入肺、胃二经，功善清解，透热出表，以除阳明气分之热，为君药；知母苦寒质润，一助石膏清肺胃热，一滋阴润燥，为臣药。佐以粳米、炙甘草益胃生津。诸药合用，甘寒清泄透解，共奏清热生津之功。

【附方】

方 名	组 方	用 法	功 效	主 治
白虎加人参汤（《伤寒论》）	石膏一斤，知母六两，炙甘草二两，粳米六合，人参三两	水煎服，煮米熟	清热，益气，生津	阳明气分热盛，但汗多而脉大无力，气津两伤之证；及暑病气津两伤。症见汗出背微恶寒、身热而渴等

清热生津。主治阳明气分热盛证。症见壮热面赤，烦渴引饮，大汗恶热，苔黄，脉洪大有力，或滑数。

偎：倚偎的意思。石膏偎，是说石膏是本方的主药。

用水先把米煮熟，然后去滓，加入其余三味药同煎，分三次温服。

✏ 读书笔记

升阳散火汤

🌀 **升阳散火葛升柴，羌独防风参芍侪 (chái)，**

生炙二草加姜枣，阳经火郁发之佳。

【组方】

升脾胃阳气，散
中焦郁火。主治
胃虚过食冷物，
抑遏阳气，火郁
脾土。症见四肢
发热，肌热，骨
髓中热，热如火
燎，摸着烙手。

侪：同类。

君药	臣药			
柴胡 八钱 散少阳之火	升麻 五钱 散阳明之火	葛根 五钱 散阳明之火	羌活 五钱 散太阳之火	防风 二钱半 散太阳之火

佐药				
独活 五钱 散少阴之火	人参 五钱 益气健脾	生甘草 二钱 补气健脾	炙甘草 三钱 调和诸药	白芍 五钱 敛阴清热

加生姜、大枣，
水煎服。忌寒凉
之物及冷水月余。

📝 读书笔记

【方析】

　　升阳散火汤出自李东垣的《脾胃论》。阳经火郁为本方主证。方用柴胡以散少阳之火为君。臣以升麻、葛根发散阳明之火，羌活、防风发散太阳之火，独活发散少阴之火。均为味薄气轻，上行升散之药，使三焦舒畅，阳气升腾，火郁得解。佐以人参、甘草益气健脾，白芍敛阴清热，姜、枣调和脾胃，酸敛甘缓，散中有收。诸药合用，共奏脾胃阳气、散中郁火之功。

清心莲子饮

清心莲子石莲参，地骨柴胡赤茯苓，
芪草麦冬车前子，躁烦消渴及崩淋。

【组方】

君药			臣药

人参 七钱半
益气生津

蜜炙黄芪 七钱半
补益阳气

炙甘草 五钱
和中调药

地骨皮 五钱
清肝肾虚热

佐药				

柴胡 五钱
散肝胆之火

麦冬 五钱
清心肺之火

赤茯苓 七钱半
清膀胱湿热

车前子 五钱
清下焦湿热

石莲子 七钱半
心肾交通

【方析】

　　清心莲子饮出自《太平惠民和剂局方》。气阳不足为本方主证。心肾不交为虚火内动，膀胱复有湿热为本方兼证。方用人参、黄芪、甘草补益阳气而泻虚火、助气化，为君药。臣以地骨皮清肝肾虚热，佐以柴胡散肝胆之火，麦冬清心肺之火，茯苓、车前子利下焦湿热，石莲子清心火，而交心肾。合方虚实兼顾，使气阴恢复，心火清宁，心肾交通，湿热分清，诸症自除。

益气阴，清心火，止淋浊。主治心火偏旺，气阴两虚，湿热下注。症见遗精淋浊，血崩带下，遇劳则发；肾阴不足，则口舌干燥，烦躁发热。

这九味药水煎后空腹温服。

读书笔记

凉膈散

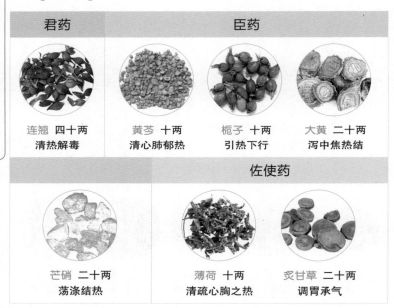

🌀 凉膈硝黄栀子翘，黄芩甘草薄荷饶，

竹叶蜜煎疗膈上，中焦燥实服之消。

泻火通便。主治
上中二焦热邪炽
盛。症见烦躁口
干，口舌生疮，
面赤唇干，咽痛
吐衄，胸膈烦热，
便秘溲赤，舌红，
苔黄，脉数；小
儿急惊，痘疮黑
陷等。

饶：另外添加。

膈：横膈膜，此
指胸膈。

加七片竹叶、少
许白蜜，水煎，
饭后温服。

✏️读书笔记

【组方】

君药	臣药		
连翘 四十两 清热解毒	黄芩 十两 清心肺郁热	栀子 十两 引热下行	大黄 二十两 泻中焦热结

佐使药		
芒硝 二十两 荡涤结热	薄荷 十两 清疏心胸之热	炙甘草 二十两 调胃承气

【方析】

凉膈散出自《太平惠民和剂局方》，用于治疗上中二焦
热邪炽盛。方中诸药相配，清上泻下，上焦之热从外而清，中
焦之实由下而泄。本方用连翘、黄芩、竹叶、薄荷等辛凉苦寒
药，可发散火邪；又用大黄、芒硝、甘草泻中焦热结；再用山
栀清泄三焦热邪。如此，表里热邪得解，膈热方能自清。

钱乙泻黄散

🌀 钱乙泻黄升防芷，芩夏石斛同甘枳，
　亦治胃热及口疮，火郁发之斯为美。

发散脾胃郁火。
主治脾胃风热郁
火。症见口唇燥
裂，或生口疮。

美：令人满意，好。

【组方】

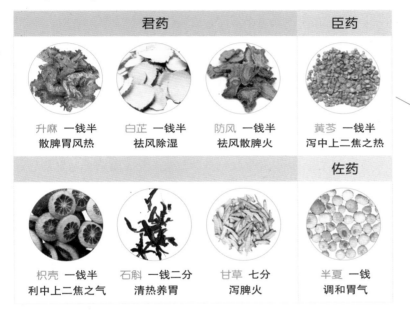

君药

升麻　一钱半
散脾胃风热

白芷　一钱半
祛风除湿

防风　一钱半
祛风散脾火

臣药

黄芩　一钱半
泻中上二焦之热

佐药

枳壳　一钱半
利中上二焦之气

石斛　一钱二分
清热养胃

甘草　七分
泻脾火

半夏　一钱
调和胃气

加三片生姜，水
煎服。

【方析】

　　钱乙泻黄散出自王肯堂的《证治准绳》。脾胃风热郁火为本方主证。方用升麻、白芷散胃经风热，防风祛风而散脾火，为君药。臣以黄芩泻中上二焦之热，枳壳利中上二焦之气，石斛清热养胃，甘草泻脾火。佐以半夏、生姜调和胃气。诸药合用，辛甘升散清泄，共奏散脾胃郁火之功。

✏️ 读书笔记

当归龙荟丸

🌀 **当归龙荟用四黄，龙胆芦荟木麝香，**

　　黑栀青黛姜汤下，一切肝火尽能攘（rǎng）。

清热泻肝，攻下
行滞。主治肝胆
实火。症见头痛
面赤、目赤目肿、
胸胁胀痛、便秘
尿赤，形体壮实，
脉象弦劲，躁扰
不安，甚或抽搐。

攘：排除，抓御。

这十一味药共研
细末，白蜜和丸
如小豆大，每服
二十丸，生姜汤
送下。

【组方】

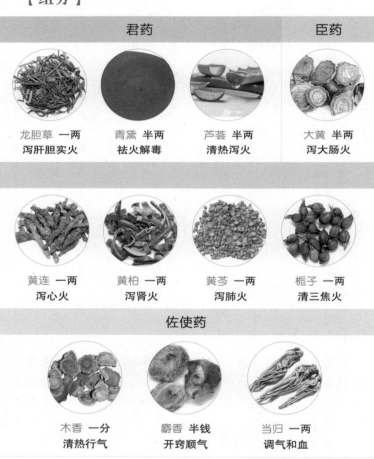

君药

龙胆草 一两
泻肝胆实火

青黛 半两
祛火解毒

芦荟 半两
清热泻火

臣药

大黄 半两
泻大肠火

黄连 一两
泻心火

黄柏 一两
泻肾火

黄芩 一两
泻肺火

栀子 一两
清三焦火

佐使药

木香 一分
清热行气

麝香 半钱
开窍顺气

当归 一两
调气和血

✏ 读书笔记

【方析】

　　当归龙荟丸出自刘完素的《宣明论方》。肝胆实火为本方
主证。方以龙胆草、青黛、芦荟为君药，直入肝经而泻火。臣
以大黄、黄连、黄柏、黄芩、栀子通泻上中下三焦之火。佐以

木香、麝香走窜通窍以调气，使诸药清热泻火力更迅猛；当归和血补肝防苦寒太过为制。诸药配合成方，共奏泻肝火、通大便之功。

甘露饮

🌀 **甘露两地与茵陈，芩枳枇杷石斛伦，**
　　甘草二冬平胃热，桂苓犀角可加均。

【组方】

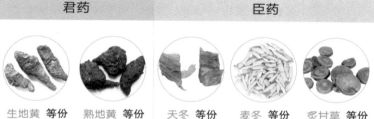

君药		臣药		
生地黄 等份 养阴生津	熟地黄 等份 滋阴补血	天冬 等份 养阴滋液	麦冬 等份 清胃肾虚热	炙甘草 等份 调和诸药

佐使药				
石斛 等份 滋阴清虚热	茵陈 等份 平肝泻热	黄芩 等份 清热祛湿	枳壳 等份 泄湿热瘀塞	枇杷叶 等份 降气清热

【方析】

甘露饮出自《太平惠民和剂局方》。方中生地黄、熟地黄、天冬、麦冬、炙甘草、石斛治肾胃之虚热，泻而兼补。黄芩、茵陈折热而去温。火热上行为患，故又以枳壳、枇杷叶抑而降之。诸药合用，甘寒清滋滑利，共奏滋阴降火、清利湿热之功。

滋阴降火，清热利湿。主治胃中湿热，口臭喉疮，齿龈宣露，及此衄血等。

水煎，饭后临睡前服。

🖊 读书笔记

【附方】

方　名	组　方	用　法	功　效	主　治
河间桂苓甘露饮（《医学启源》）	茯苓、泽泻各一两，猪苓、白术、肉桂各五钱，滑石四两，炙甘草、石膏、寒水石各二两	为末，每服三钱，温汤调，新汲水亦得，生姜汤尤妙	清暑解热，化气利湿	中暑受湿，引饮过多，头痛烦渴，湿热便秘
子和桂苓甘露饮（《儒门事亲》）	河间方中去猪苓，减三石之半，加人参五钱、干葛一两、藿香五钱、木香一钱	为末，每服三钱，煎服	清热降逆，化气利水	伏暑烦渴，小便涩少

泻黄散

🌀 泻黄甘草与防风，石膏栀子藿香充，

　　炒香蜜酒调和服，胃热口疮并见功。

泻脾胃伏火。主治脾胃伏火，热在肌肉。症见口燥唇干，烦热易饥，口舌生疮，口臭，舌红脉数及脾热弄舌等。

【组方】

这五味药均研为细末，与蜜酒微炒香，每服一至二钱，（3～6克），水一盏，煎至五分，温服。

君药		臣药	佐使药	
石膏　五钱　清胃热	栀子　一钱　清利三焦	防风　四两　疏散郁火	藿香　七钱　理气和中	甘草　三两　泻火解毒

【方析】

　　泻黄散出自钱乙的《小儿药证直诀》，用于治疗脾胃伏火证。方中重用防风，配以藿香升阳散郁，然后用石膏以清之，栀子以泻之，更用甘草益气和中，使伏火去而脾胃不伤。用蜜酒调制，皆有缓调中上二焦、泻脾而不伤脾之意。综观全方，清泻与升发并用，配以醒脾和中以防泻脾所伤。方中诸药相配，清火泄热，诸症自愈。

泻白散

🌀 泻白桑皮地骨皮，甘草粳米四般宜，

　　参茯知芩皆可入，肺炎喘嗽此方施。

【组方】

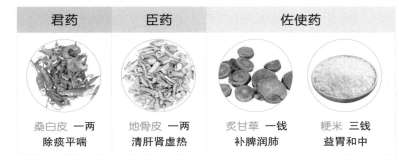

君药	臣药	佐使药	
桑白皮　一两 除痰平喘	地骨皮　一两 清肝肾虚热	炙甘草　一钱 补脾润肺	粳米　三钱 益胃和中

泻肺清热，平喘
止咳。主治肺热
气壅。症见咳嗽
或喘，皮肤蒸热，
日晡尤盛，舌红
苔黄，脉细数。

水煎服。

✏️ 读书笔记

【方析】

　　泻白散出自钱乙的《小儿药证直诀》，用于治疗肺热喘咳证。方中桑白皮甘寒性降，专入肺经，清泻肺热，平喘止咳，故为君药。地骨皮甘寒入肺，可助君药清降肺中伏火，为臣药。君臣相合，清泻肺热，以使金清气肃。炙甘草、粳米养胃和中以扶肺气，共为佐使。方中诸药相配，泻肺清热，平喘止咳，诸症自愈。

【附方】

方 名	组 方	用 法	功 效	主 治
东垣加减泻白散（《医学发明》）	桑白皮一两，地骨皮七钱，甘草、陈皮、青皮、五味子、人参各五钱，茯苓三钱	入粳米，水煎服	泻肺清热，平喘止咳，益胃止呕	肺热咳嗽，喘急呕吐
罗代加减泻白散（《卫生宝鉴》）	桑白皮一两，知母、陈皮、桔梗、地骨皮各五钱，青皮、甘草、黄芩各三钱	水煎服	泻肺清热，平喘止咳，行气利膈	咳嗽气喘，烦热口渴，胸膈不利

升清解毒，健脾燥湿。主治雷头风。症见头面核块，或肿痛红赤。

雷头风：病症名，指头痛鸣响、头面起疙瘩的病证。

水煎服。

清震汤

🌀 **清震汤治雷头风，升麻苍术两般充，**
荷叶一枚升胃气，邪从上散不传中。

【组方】

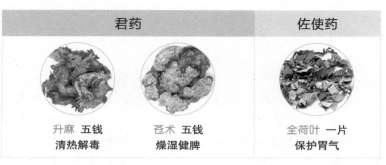

君药		佐使药
升麻 五钱 清热解毒	苍术 五钱 燥湿健脾	全荷叶 一片 保护胃气

【方析】

清震汤出自刘完素的《素问病机气宜保命集》。风热外攻，痰火内郁为本方主证。方用升麻升清气，解百毒；苍术燥湿健脾，发汗解肌，共为君药。荷叶升胃中清气，助辛温升散之药上行而发散，并保护胃气，使邪不传里。诸药合用，共奏升清解毒、健脾燥湿之功。

左金丸

左金茱连六一丸，肝经火郁吐吞酸，

再加芍药名戊己，热泻热痢服之安，

连附六一治胃痛，寒因热用理一般。

【组方】

君药	佐使药
黄连　六两 清泻肝火	吴茱萸　一两 疏肝解郁

【方析】

左金丸出自朱丹溪的《丹溪心法》。本方证是由肝郁化火，横逆犯胃，肝胃不和所致。方中重用黄连为君，清泻肝火，使肝火得清，自不横逆犯胃；黄连亦善清泻胃热，胃火降则其气自和，一药而两清肝胃，标本兼顾。然气郁化火之证，纯用大苦大寒既恐郁结不开，又虑折伤中阳，故又少佐辛热之吴茱萸，一者疏肝解郁，以使肝气条达，郁结得开；一者反佐以制黄连之寒，使泻火而无凉遏之弊；一者取其下气之用，以和胃降逆；一者可引领黄连入肝经。如此一味而功兼四用，以为佐使。二药合用，共奏清泻肝火、降逆止呕之功。

【附方】

方　名	组　方	用　法	功　效	主　治
戊己九（《太平惠民和剂局方》）	黄连、吴茱萸、芍药各五两	研末为丸	疏肝和脾	肝脾不和。症见胃痛吞酸，腹痛泄泻，热泻、热痢等
连附六一汤（《医学正传》）	黄连六钱，附子一钱	加姜、枣，水煎服	清泻肝火	肝火太盛，胃脘痛，呕吐酸水

清心养阴，利水通淋。主治心经热盛。症见心胸烦热，口渴面赤，意欲饮冷，及口舌生疮，或心热下移小肠，小便赤涩刺痛，舌红脉数。

淋痛：小便滴沥而涩痛。

除竹叶的三味药均研为末，每服三钱，加等份的竹叶同煎，饭后温服。

导赤散

> 导赤生地与木通，草梢竹叶四般攻，
> 口糜淋痛小肠火，引热同归小便中。

【组方】

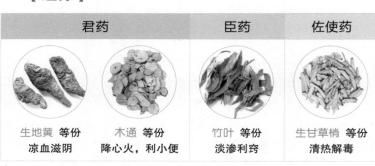

君药		臣药	佐使药
生地黄 等份凉血滋阴	木通 等份降心火，利小便	竹叶 等份淡渗利窍	生甘草梢 等份清热解毒

【方析】

导赤散出自钱乙的《小儿药证直诀》。本证多由心经热盛移于小肠所致，治疗以清心养阴、利水通淋为主。方中生地黄甘寒，凉血滋阴降火；木通苦寒，入心与小肠经，上清心经之火，下导小肠之热，两药相配，滋阴制火，利水通淋，共为君药。竹叶甘淡，清心除烦，淡渗利窍，导心火下行，为臣药。生甘草梢清热解毒，尚可直达茎中而止痛，并能调和诸药，还可防木通、生地黄之寒凉伤胃，为方中佐使。

龙胆泻肝汤

🌀 **龙胆泻肝栀芩柴，生地车前泽泻偕，**

木通甘草当归合，肝经湿热力能排。

【组方】

君药	臣药		佐使药	
龙胆草 三钱 清肝胆实火	黄芩 二钱 清热燥湿	栀子 二钱 泻三焦火	泽泻 二钱 清热利湿	木通 一钱 渗湿泄热

车前子 三钱 清热利尿	当归 二钱 养血滋阴	生地黄 三钱 滋阴生津	柴胡 二钱 疏肝开郁	甘草 一钱 调和诸药

【方析】

龙胆泻肝汤出自汪昂的《医方集解》。本证多由肝胆实火上炎，肝胆湿热下注所致，治疗以清泻肝胆实火，清利肝经湿热为主。方中龙胆草大苦大寒，既能清利肝胆实火，又能清利肝经湿热，故为君药。黄芩、栀子苦寒泻火，燥湿清热，共为臣药。泽泻、木通、车前子渗湿泄热，导热下行；实火所伤，损伤阴血，

泻肝胆实火，清下焦湿热。主治肝胆实火上扰，头痛目赤，胁痛口苦，耳聋耳肿；湿热下注，阴肿阴痒，筋痿阴汗，小便淋浊，妇女湿热带下。

这十味药水煎服，亦可用丸剂。

✐ 读书笔记

当归、生地黄养血滋阴，邪去而不伤阴血，共为佐药。柴胡舒畅肝经之气，引诸药归肝经；甘草调和诸药，共为佐使药。诸药合用，苦寒清泄渗利兼补，共奏泻肝胆实火、清下焦湿热之功。

清骨散

🌀 清骨散君银柴胡，胡连秦艽鳖甲符，

地骨青蒿知母草，骨蒸劳热保无虞（yú）。

【组方】

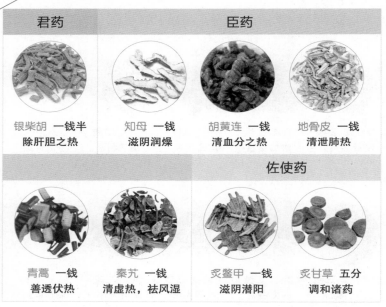

君药	臣药		
银柴胡 一钱半 除肝胆之热	知母 一钱 滋阴润燥	胡黄连 一钱 清血分之热	地骨皮 一钱 清泄肺热

佐使药			
青蒿 一钱 善透伏热	秦艽 一钱 清虚热，祛风湿	炙鳖甲 一钱 滋阴潜阳	炙甘草 五分 调和诸药

【方析】

清骨散出自王肯堂的《证治准绳》。本证多由肝肾阴亏、虚火内扰所致，治疗以清虚热、退骨蒸为主。方用银柴胡甘微寒，善退虚热而无苦泄之弊，为君药。知母滋阴润燥，泻肺肾虚火；胡黄连清血分之热；地骨皮清泄肺热，除有汗骨蒸；青蒿、秦艽善透伏热，使从外解；诸药配合内清外透，共为臣药。佐鳖甲滋

清虚热，退骨蒸。主治阴虚内热，虚劳骨蒸，或低热日久不退。症见唇红颧赤，形瘦盗汗，舌红少苔，两脉细数。

虞：作忧字讲。"保无虞"，即保无忧。

水煎服。

✏ 读书笔记

阴潜阳，并引诸药入阴分。少用甘草调和诸药为使。诸药合用，苦泻甘滋寒清兼透，共奏清虚热、退骨蒸之功。

泻青丸

🌀 **泻青丸用龙胆栀，下行泻火大黄资，**

　　羌防升上芎归润，火郁肝经用此宜。

【组方】

君药	臣药	
龙胆草 等份 泻肝火	大黄 等份 泻热通便	栀子 等份 清三焦利小便

佐药			
当归 等份 养血柔肝	川芎 等份 养血柔肝	羌活 等份 散风疏郁	防风 等份 散肝经郁火

【方析】

　　泻青丸出自钱乙的《小儿药证直诀》。肝火郁结为本方主证。方中龙胆草大苦大寒，直泻肝火为主药；配大黄、栀子引导肝经实火从二便下行；肝火炽盛每易耗伤阴血，故用当归、川芎养血；肝有郁火，单持清肝泻火一法，其火难平，故配羌活、防风升散之品，以疏肝经郁火。蜂蜜调和诸药。诸药合用，共奏清肝泻火、养肝散瘀之功。

清肝泻火。主治肝火郁结证。症见不能安卧，烦躁易怒，目赤肿痛，尿赤便秘，脉洪实；及小儿急惊，热盛抽搐。

资：供给，提供。

共研细末，炼蜜为丸，每服一丸或半丸。

✏️ 读书笔记

普济消毒饮

🌀 **普济消毒芩连鼠，玄参甘桔蓝根侣，**
升柴马勃连翘陈，僵蚕薄荷为末咀，
或加人参及大黄，大头天行力能御。

疏风散邪，清热
解毒。主治大头
瘟。风热疫毒之
邪，壅于上焦，
发于头面，恶寒
发热，头面红肿
焮痛，目不能开，
咽喉不利，舌燥
口渴，舌红苔黄，
脉数有力。

鼠：鼠黏子，即
牛蒡子。

咀：中药材加工
为饮片或粉末。

大头天行：瘟疫
的一种，即大头
瘟。初起感觉憎
寒壮热、体重，
紧接着头面肿
盛、舌干口燥、
咽喉不利、喘逆、
睁不开眼睛。

水煎服。

【组方】

君药		臣药		
酒黄连 五钱 清热泻火	酒黄芩 五钱 清热解毒	牛蒡子 一钱 疏散风热	连翘 一钱 清热散结	薄荷 一钱 清利头目

佐使药

僵蚕 七分 化痰散结	玄参 二钱 滋阴解毒	马勃 一钱 清肺利咽	板蓝根 一钱 解毒凉血	甘草 二钱 镇咳祛痰
桔梗 二钱 清利咽喉	陈皮 二钱 理气散邪	升麻 七分 退热解毒	柴胡 二钱 疏肝退热	

【方析】

普济消毒饮出自李东垣的《东垣试效方》。本证多由风热疫毒之邪，壅于中焦，发于面部所致。治疗以清热解毒，疏风散邪为主。方中酒黄连、酒黄芩清热泻火，祛上焦头面热毒，为君药；牛蒡子、连翘、薄荷、僵蚕辛凉疏散头面，为臣药。玄参、马勃、板蓝根加强清热解毒；甘草、桔梗清利咽喉；陈皮理气散邪，为佐药。升麻、柴胡疏散风热、引药上行，为佐使药。诸药合用，具有疏风散邪，清热解毒之功。

苍耳散

苍耳散中用薄荷，辛夷白芷四般和，

葱茶调服疏肝肺，清升浊降鼻渊瘥(chài)。

清热疏风，通利鼻窍。主治鼻渊，流黄浊鼻涕，鼻塞不通。

瘥：病愈。

【组方】

君药		臣药	
苍耳子 二钱半 疏风散湿	辛夷 半两 散风热，通九窍	白芷 一两 祛风通窍	薄荷叶 半两 清利头目

这四味药共研细末，每服二钱，葱、茶调服。

【方析】

苍耳散出自严用和的《济生方》。风热上扰脑中，清阳不升，浊阴上逆为本方主证。方用苍耳子疏风散湿，上通脑顶；辛夷散风热，通九窍，为君药。臣以白芷上行头面，祛风通窍，协辛夷通利之功；薄荷叶疏肝泄肺，清利头目，助苍耳上达之力。佐以葱白升阳，清茶降浊。诸药合用，共奏散风邪、通鼻窍之功。

桔梗汤

🌀 **桔梗汤中用防己，桑皮贝母瓜蒌子，**
甘枳当归薏杏仁，黄芪百合姜煎此，
肺痈吐脓或咽干，便秘大黄可加使。

清热补肺，利气
除痰，消痈排脓。
主治肺痈，心胸
气壅，咳嗽脓血，
心神烦闷，咽干
多渴，两脚肿满，
小便赤黄，大便
多涩。

这十二味药加五
片生姜，水煎服。

【组方】

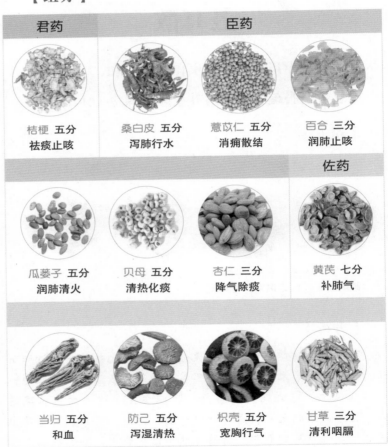

君药 | 臣药

桔梗 五分
祛痰止咳

桑白皮 五分
泻肺行水

薏苡仁 五分
消痈散结

百合 三分
润肺止咳

佐药

瓜蒌子 五分
润肺清火

贝母 五分
清热化痰

杏仁 三分
降气除痰

黄芪 七分
补肺气

当归 五分
和血

防己 五分
泻湿清热

枳壳 五分
宽胸行气

甘草 三分
清利咽膈

【方析】

　　桔梗汤出自严用和的《济生方》。肺热气壅，化腐成脓为
本方主证。方用桔梗祛痰止咳，消肿排脓，为君药。桑白皮泻

✏️ 读书笔记

肺，薏苡仁消痈，百合、瓜蒌子、贝母、杏仁润肺清火，降气除痰，为臣药。佐以黄芪补肺气；当归和血；防己散肿除风，泻湿清热；枳壳利气；甘草与桔梗相配能清利咽膈；便秘可加大黄。诸药合用，共奏清热止血、清咽利喉之功。

清咽太平丸

🌀 **清咽太平薄荷芎，柿霜柑橘及防风，**

　　犀角蜜丸治膈（gé）热，早间咯血颊常红。

【组方】

君药	臣药		
犀角（水牛角代）二两 清热凉血	川芎 二两 散瘀调血气	薄荷 一两 消散风热	防风 二两 清上焦

佐药		
桔梗 三两 清咽利膈	甘草 二两 泻火	柿霜 二两 生津润肺

【方析】

　　清咽太平丸出自汪昂的《医方集解》。膈上有热，肺燥阴伤为本方主证。方用犀角（水牛角代）清热凉血，为君药。川芎升清散瘀而调血气；薄荷、防风消散风热；桔梗、甘草清咽利膈，为臣药。佐以柿霜生津润肺。白蜜调和诸药，并能润

清热止血，清利咽喉。主治肺火咯血，咽喉不清利，两颊泛红等。

这七味药书研细末，和白蜜为丸如弹子大，每服一丸。

✏️ 读书笔记

燥。诸药合用，共奏清热止血、清咽利喉之功。

消斑青黛饮

消斑青黛栀连犀，知母玄参生地齐，
　石膏柴胡人参草，便实参去大黄赜（jī），
　姜枣煎加一匙醋，阳邪里实此方稽（jī）。

【组方】（原方没标注具体用量）

泻火解毒，凉血
化斑。主治温病
或伤寒化热，邪
入营分。症见身
热不退，发肤斑
疹，色红而燥，
口渴烦躁，舌质
红，苔干少液。

赜：添入。

稽：指这张方子，
值得考虑选用。

君药		臣药	
犀角（水牛角代） 凉血解毒	生地黄 滋阴生津	石膏 清胃火	青黛 清肝火

		佐药	
黄连 泻心火	栀子 清三焦之火	玄参 清热养阴	知母 清热泻火

这十一味药加一
片生姜、两枚大
枣，水煎，服用
时加一匙醋。

柴胡
引邪至肌表以化斑

人参
益气和胃

甘草
泻火解毒

【方析】

消斑青黛饮出自陶节庵的《伤寒六书》。热邪入营为本方主证。方用犀角（水牛角代）清营解毒，凉血散瘀，清心安神；生地黄清营凉血，滋阴生津，共为君药。石膏清胃火，青黛清肝火，黄连泻心火，栀子清三焦之火，共为臣药。佐以玄参、知母清热养阴；柴胡引邪透达肌表；姜枣调和营卫；人参、甘草益气和胃。斑已外见，不宜再用升散，本方在用大量寒药的同时，用一味柴胡，清透并用，免毒邪内陷，又加醋酸敛以防柴胡过散，又能引药入肝经血分为使。便实者去人参，加大黄以通结泻热为佐。诸药合用，共奏泻火解毒、凉血化斑之功。

妙香散

> 妙香山药与参芪，柑桔二茯远志随，
>
> 少佐辰砂木香麝，惊悸郁结梦中遗。

【组方】

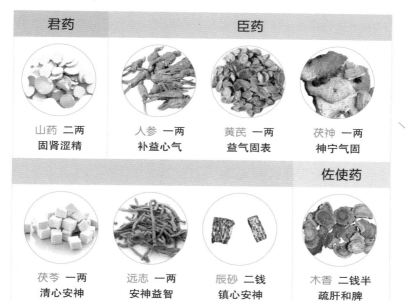

君药	臣药		
山药 二两 固肾涩精	人参 一两 补益心气	黄芪 一两 益气固表	茯神 一两 神宁气固
茯苓 一两 清心安神	远志 一两 安神益智	辰砂 二钱 镇心安神	木香 二钱半 疏肝和脾
佐使药（佐使药标于右上区域）			

安神宁志，涩精止遗。主治心气不足，志意不定，惊悸恐怖，悲忧惨戚，虚烦少睡，喜怒无常，夜多盗汗，饮食无味，头目昏眩，梦遗失精。

辰砂单独研为极细末，与其余10味药研成的极细末和匀，每服二钱，酒送下。

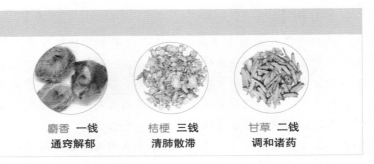

麝香 一钱
通窍解郁

桔梗 三钱
清肺散滞

甘草 二钱
调和诸药

【方析】

妙香散出自《太平惠民和剂局方》。心气不足为本方主证。山药益阴清热，兼能涩精，故以为君；人参、黄芪所以固其气，远志、二茯所以宁其神，神宁气固，则精自守其位矣，且二茯下行利水，又以泄肾中之邪火也；桔梗清肺散滞；木香疏肝和脾；辰砂（朱砂）镇心安神，麝香通窍解郁，二药又能辟邪，亦所以治其邪感也；加甘草者，用于交和于中。是方不用固涩之剂，但安神正气，使精与神气相依而自固，故亦治惊悸郁结。诸药合用，共奏补益气血、安神镇心之功。

读书笔记

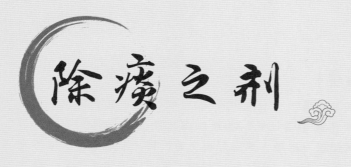

除痰之剂

名家 带你读

　　除痰之剂，即祛痰剂，是以祛痰药为主组成，具有化痰、祛痰作用，可排除体内所停积的痰浊，从而消除因痰所引起的病证。祛痰剂可分为润燥化痰、燥湿化痰、温化寒痰、治风化痰等四大类。亦或还兼其他。

二陈汤

🌀 **二陈汤用半夏陈，益以茯苓甘草臣，**
　　利气调中兼去湿，一切痰饮此为珍，
　　导痰汤内加星枳，顽痰胶固力能驯（xùn），
　　若加竹茹与枳实，汤名温胆可宁神，
　　润下丸仅陈皮草，利气祛痰妙绝伦。

【组方】

君药	臣药	佐使药	
半夏 五两 燥湿化痰	橘红 五两 理气行滞	茯苓 三两 渗湿化痰	炙甘草 一两半 健脾和中

燥湿化痰，理气和中。主治湿痰咳嗽，痰多色白易咯，胸膈痞闷，恶心呕吐，肢体困倦，或头眩心悸，舌苔白润，脉滑。

痰饮：痰水病的总称，调浊者为痰，清稀者为饮。

驯：使顺服。

加七片生姜、一枚乌梅，水煎后温服。

【方析】

二陈汤出自《太平惠民和剂局方》。湿痰停聚为本方主证。方中半夏辛温性燥，善能燥湿化痰，且又和胃降逆，为君药。橘红理气行滞，燥湿化痰，为臣药。君臣相配，寓意有二：一为等量合用，不仅相辅相成，增强燥湿化痰之力，而且体现治痰先理气，气顺则痰消之意；二为半夏、橘红皆以陈久者良，而无过燥之弊，故方名"二陈"。此为本方燥湿化痰的基本结构。佐以茯苓健脾渗湿，渗湿以助化痰之力，健脾以杜生痰之源。鉴于橘红、茯苓是针对痰因气滞和生痰之源而设，故二药为祛痰剂中理气化痰、健脾渗湿的常用组合。煎加生姜，既能制半夏之毒，又能协助半夏化痰降逆、和胃止呕；煎服用少许乌梅，收敛肺气，与半夏、橘红相伍，散中兼收，防其燥散伤正之虞，均为佐药。以炙甘草为佐使，健脾和中，调和诸药。全方配伍，共奏燥湿化痰、理气和中之功。

【附方】

方　名	组　方	用　法	功　效	主　治
导痰汤（《妇人大全良方》）	半夏二钱，南星、枳实、茯苓、橘红各一钱，甘草五分，生姜十片	水煎服	燥湿祛痰，行气开郁	痰涎壅盛。症见胸膈痞塞，或咳嗽恶心，饮食少思，及肝风挟痰，呕不能食，头晕口干，不时吐痰，甚或痰厥
温胆汤（《三因方》）	半夏、竹茹、枳实各二两，陈皮三两，炙甘草一两，茯苓一两半	加生姜五片，枣一枚，水煎服	理气化痰，清胆和胃	胆胃不和，痰热内扰。症见虚饮不眠，或呕吐呃逆，及惊悸不宁、癫痫等
润下丸（《证治准绳》）	陈皮八两，炙甘草二两，盐五钱	共研细末，用蒸饼糊丸	利气祛痰，和胃解酒	膈中痰饮。症见积块少食，饮酒过量

涤痰汤

涤痰开窍。主治中风痰迷心窍,舌强不能言,喉中痰鸣。

加适量姜,水煎服。

☁ **涤痰汤用半夏星,甘草橘红参茯苓,**

　　竹茹菖蒲兼枳实,痰迷舌强服之醒。

【组方】

君药			臣药

| 橘红 二钱
理气化痰 | 姜制半夏 二钱半
燥湿祛痰 | 胆南星 二钱半
清热化痰 | 菖蒲 一钱
开心窍 |

佐药			

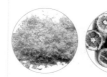

| 竹茹 七分
清化痰热 | 枳实 二钱
破痰结、宽胸膈 | 人参 一钱
补气健脾 | 茯苓 二钱
补益心脾 | 甘草 五分
调和诸药 |

【方析】

　　涤痰汤出自严用和的《济生方》。中风痰迷心窍为本方主证。方中橘红、半夏、胆南星利气燥湿而化痰,为君药。菖蒲开窍通心,竹茹清化热痰,枳实破痰利膈,为臣药。佐以人参、茯苓、甘草补益心脾而泻火。诸药合用,使痰消火降,经络通利。

✎ 读书笔记

顺气消食化痰丸

消食化痰，通
顺气机。主治
酒湿食积生痰。
症见痰多而黏，
胸膈胀闷，早
晨咳嗽等。

攒：聚在一起。

抟：把东西揉成
球状。

研细末，用姜汁
和蒸饼为糊成丸
如梧桐子大，每
服三钱。

🌀 顺气消食化痰丸，青陈星夏菔苏攒（cuán），
　　曲麦山楂葛杏附，蒸饼为糊姜汁抟（tuán）。

【组方】

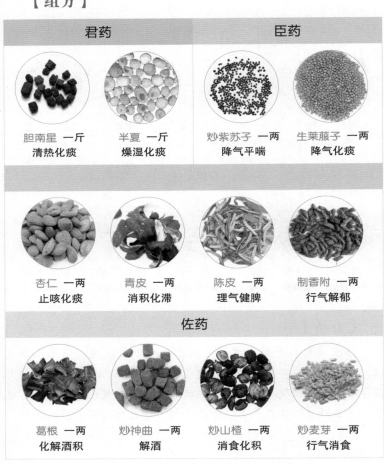

君药		臣药	
胆南星 一斤 清热化痰	半夏 一斤 燥湿化痰	炒紫苏子 一两 降气平喘	生莱菔子 一两 降气化痰
杏仁 一两 止咳化痰	青皮 一两 消积化滞	陈皮 一两 理气健脾	制香附 一两 行气解郁
佐药			
葛根 一两 化解酒积	炒神曲 一两 解酒	炒山楂 一两 消食化积	炒麦芽 一两 行气消食

✏ 读书笔记

【方析】

　　顺气消食化痰丸出自《瑞竹堂经验方》。酒食生痰为本方
主证，方用胆南星、半夏燥湿化痰，为君药。紫苏子、莱菔子、

杏仁降气，青皮、陈皮、制香附行气，共为臣药。佐以葛根、神曲解酒，山楂、麦芽消食。使湿去食消，痰除气顺，诸症自消。

清气化痰丸

🌀 **清气化痰星夏橘，杏仁枳实瓜蒌实，**
　　芩苓姜汁为糊丸，气顺火消痰自失。

【组方】

君药	臣药		佐药
黄芩　一两 降肺气	陈皮　一两 理气降逆	枳实　一两 调畅气机	瓜蒌仁　一两 清热化痰
半夏　一两半 燥湿化痰	茯苓　一两 健脾燥湿	胆南星　一两半 清热痰实火	杏仁　一两 化痰止咳

清热化痰，理气止咳。主治痰热内结。症见咳嗽痰黄，咯之不爽，胸膈痞满，小便短赤，舌质红，苔黄腻，脉滑数。

这八味药共研细末，用姜汁和成如梧子大的丸，每服6克，淡姜汤送下。

🖊 读书笔记

【方析】

　　清气化痰丸出自吴昆的《医方考》。痰热内结为本方主证。方中黄芩清泻肺中实火，为君药。陈皮、枳实理气降逆，调畅气机，为臣药。佐以瓜蒌仁清热化痰；半夏、茯苓、胆南星燥湿化痰；杏仁宣肺降气，化痰止咳。诸药合用，共奏清热化痰、降气止咳之功。

金沸草散

🌿 **金沸草散前胡辛，半夏荆甘赤茯因，**

　　煎加姜枣除痰嗽，肺感风寒头目颦（pín），

　　局方不用细辛茯，加入麻黄赤芍均。

消痰降气，发散风寒。主治中脘停痰，又感受风寒。症见咳嗽痰多，发热恶寒，头目昏痛，鼻塞声重等。

颦：皱眉，原指忧愁，此处作痛字讲。

加二片生姜、一枚大枣，水煎服。

✏️读书笔记

【组方】

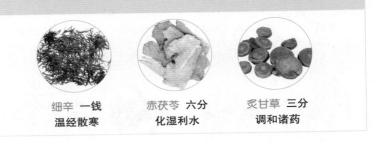

君药	臣药		佐使药
旋覆花 一钱 消痰降气	前胡 一钱 降气祛痰	半夏 五分 燥湿降逆	荆芥 一钱半 发汗散风寒
细辛 一钱 温经散寒	赤茯苓 六分 化湿利水	炙甘草 三分 调和诸药	

【方析】

　　金沸草散出自朱肱的《类证活人书》。中脘停痰为本方主证。发热恶寒、头昏痛、鼻塞为外感风寒兼证。方用旋覆花（金沸草的花）消痰降气，为君药。前胡、半夏化痰止咳，为臣药。佐以荆芥发汗散风寒；细辛温经散寒；赤茯苓行水；姜枣和胃。炙甘草和中调药为使。诸药合用，共奏消痰降气、发散风寒之功。

【附方】

方　名	组　方	用　法	功　效	主　治
博济金沸草散（《太平惠民和剂局方》）	麻黄、前胡各三两，荆芥穗四两，甘草、半夏、赤芍各一两	加生姜三片，枣一个，水煎服	宣肺发表，消痰止咳，凉血清热	外感风寒，咳嗽喘满，痰涎不利

青州白丸子

> 🌊 青州白丸星夏并，白附川乌俱用生，
>
> 　晒露糊丸姜薄引，风痰瘫痪小儿惊。

【组方】

君药		臣药	
生半夏 七两燥湿化痰	生天南星 三两祛风逐痰	生川乌 半两温经逐风	生白附子 二两祛风痰

【方析】

青州白丸子出自《太平惠民和剂局方》。风痰壅盛为本方主证。方中半夏、南星燥湿散寒，祛风逐痰，为君药。川乌、白附子温经逐风，为臣药。四药浸而晒之用沉淀，是杀生药之毒，化刚为柔；半夏与乌头相反，是取其相反相成。全方借星附之醒豁，乌半之冲激，可以奋起一身机能。生姜、薄荷和胃利清窍为佐药。

燥湿散寒，祛风化痰。主治风痰壅盛。症见呕吐涎沫，半身不遂，口眼㖞斜，手足瘫痪，及小儿惊风等。

这四味药研极细末，盛绢袋中，用井水摆出粉，手摇以尽为度，将药置瓷盆中，日晒夜露，每日换清水搅之，春五日，夏三日，秋七日，冬十日，晒干，糯米糊丸如绿豆大。初服五丸，加至十五丸，姜汤下。瘫痪每服二十丸，温酒下。小儿惊风每服两三丸，薄荷汤下。

193

半夏天麻白术汤

半夏天麻白术汤，参芪橘柏及干姜，
苓泻麦芽苍术曲，太阴痰厥头痛良。

健脾化饮，定风止晕。主治痰厥头痛。症见头痛欲裂，咳痰调黏，眼黑头眩，恶心烦闷，身重如山，四肢厥冷等。

水煎服。

【组方】

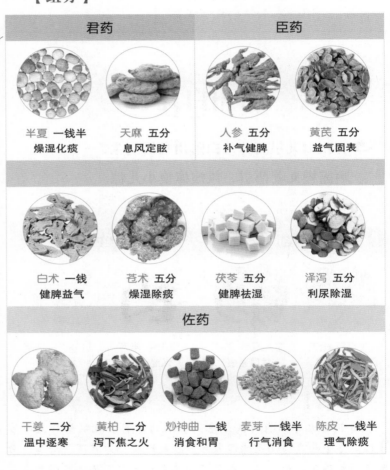

君药		臣药	
半夏 一钱半 燥湿化痰	天麻 五分 息风定眩	人参 五分 补气健脾	黄芪 五分 益气固表

白术 一钱 健脾益气	苍术 五分 燥湿除痰	茯苓 五分 健脾祛湿	泽泻 五分 利尿除湿

佐药

干姜 二分 温中逐寒	黄柏 二分 泻下焦之火	炒神曲 一钱 消食和胃	麦芽 一钱半 行气消食	陈皮 一钱半 理气除痰

【方析】

半夏天麻白术汤出自李东垣的《脾胃论》。脾胃二经素有湿痰，又冒受风寒，湿痰厥逆上冲为本方主证。方用半夏燥

读书笔记

湿化痰；天麻升清降浊，息风定眩；共为君药。臣以人参、黄芪、白术、苍术补气健脾，燥湿除痰；茯苓、泽泻利水通小便而除湿。佐以干姜温中逐寒；黄柏泻下焦之火；神曲、麦芽消食助胃，陈皮理气调胃而除痰。配合成方，共奏补脾胃、化痰湿、定虚风的功效。

礞石滚痰丸

🌀 **滚痰丸用青礞（méng）石，大黄黄芩沉水香，**

　　百病多因痰作祟（suì），顽痰怪症力能匡
（kuāng）。

【组方】

君药	臣药	佐使药	
大黄　八两 荡涤积滞	黄芩　八两 苦寒清肺	礞石　一两 攻逐顽痰	沉香　半两 疏畅气机

【方析】

礞石滚痰丸出自《泰定养生主论》。实热老痰为本方主证。方中大黄苦寒直降，荡涤积滞，祛热下行，为君药。黄芩苦寒清肺，为臣药。礞石（与焰硝一两同煅）攻逐顽痰，为佐药。沉香疏畅气机，为诸药开导，引痰火易于下行，故为使药。诸药合用，共奏降火逐痰之效。

泻火逐痰。主治实热老痰。症见癫狂惊悸；或怔忡昏迷，或咳喘痰稠，或胸脘痞闷，或眩晕耳鸣，或绕项结核，或口眼蠕动，或不寐，或梦寐奇怪之状，或骨节疼痛难以名状，或噎塞烦闷，大便秘结，苔黄厚，脉滑数有力。

匡：纠正。

这四味药均研为细末，水泛小丸，如梧桐子大，睡前服用；或水煎服。

✏️ 读书笔记

劫除疟痰，截疟
发作。主治三阳
经实疟久发不
止，寸口脉弦滑
浮大。

阳经：经脉中属
阳者。

水酒各半煎，露
一宿，空腹服。

截疟七宝饮

🌀 截疟七宝常山果，槟榔朴草青陈伙，

　　水酒合煎露一宵，阳经实疟服之妥。

【组方】

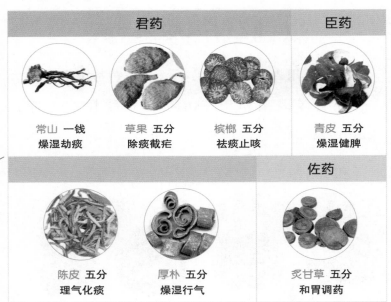

君药			臣药
常山 一钱 燥湿劫痰	草果 五分 除痰截疟	槟榔 五分 祛痰止咳	青皮 五分 燥湿健脾

			佐药
陈皮 五分 理气化痰	厚朴 五分 燥湿行气		炙甘草 五分 和胃调药

【方析】

　　截疟七宝饮出自王玭的《易简方》。肝风夹痰为本方主
证。本证多由疟邪伏于少阳，与营卫相搏，正邪相争所致。治
疗以祛痰截疟为主。本方中常山、草果、槟榔均有截疟功效，
故为君药；青皮、陈皮、厚朴燥湿健脾，理气化痰，故为臣
药；炙甘草和中，故为佐药。共奏截疟燥湿除痰之效。

✏️ 读书笔记

常山饮

常山饮中知贝取，乌梅草果槟榔聚，
姜枣酒水煎露之，劫痰截疟功堪诩（xǔ）。

【组方】

君药		臣药	佐药
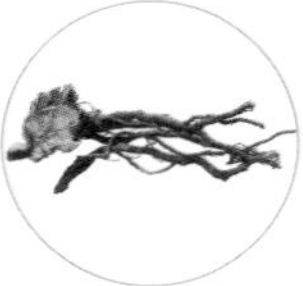 常山 二钱 祛除疟痰	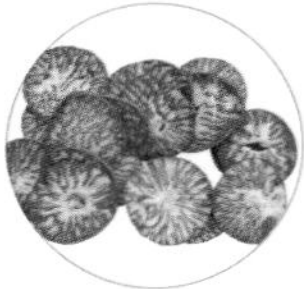 槟榔 一钱 消食行痰	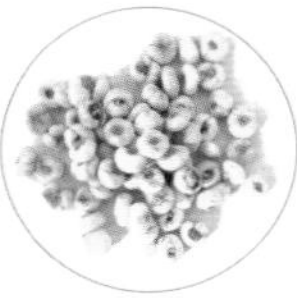 贝母 一钱 祛痰散结	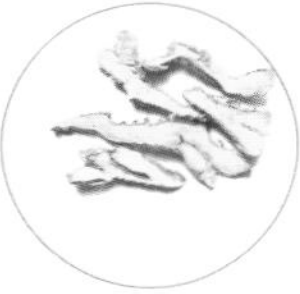 知母 一钱 滋阴清热
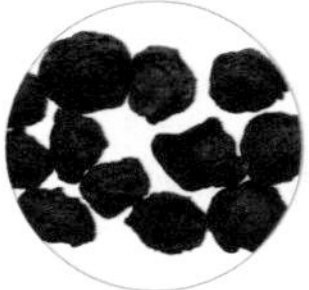 乌梅 两个 生津清热	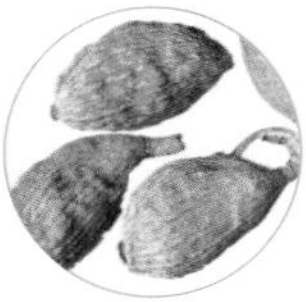 草果 一钱 温脾除寒	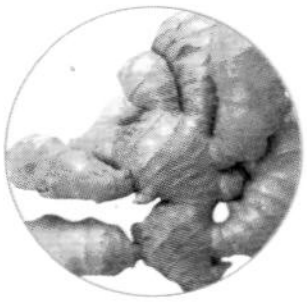 生姜 三片 祛寒暖胃	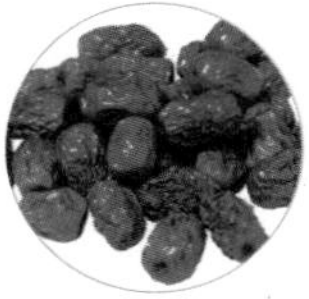 大枣 一枚 调和脾胃

【方析】

　　常山饮出自《太平惠民和剂局方》。疟痰作疟为本方主证。方用常山祛除疟痰；槟榔下气破积，消食行痰，为君药。臣以贝母助君除痰。佐以知母滋阴清热，乌梅生津清热，草果温脾除寒，姜枣调和营卫。诸药合用，苦泄辛散甘润寒清，共奏劫痰劫疟之功。

劫痰截疟。主治疟疾。症见疟疾久发不止。

诩：夸耀。此处作赞许讲。

水酒各半煎，露一宿，空腹服。

读书笔记

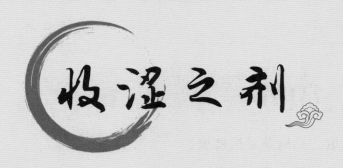

收涩之剂

带你读

　　收涩之剂，即固涩剂，是具有收敛固涩作用，能够治疗久痢不止、虚汗不止、小便自遗、精滑不固、崩带不绝、久咳气散等疾患。

补肾涩精。主治肾虚精亏，精关不固。症见遗精滑泄，神疲乏力，四肢酸软，腰酸、耳鸣等。

秘：便固密。

除莲肉以外的五味药共研为细末，取适量莲肉煮糊为丸，每服三钱，空腹时淡盐汤送下。

金锁固精丸

　　金锁固精芡莲须，龙骨蒺藜牡蛎需，
　　莲粉糊丸盐酒下，涩精秘（bì）气滑遗无。

【组方】

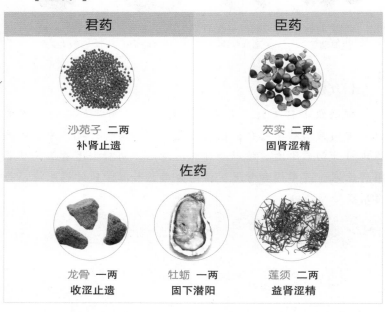

君药	臣药
沙苑子 二两 补肾止遗	芡实 二两 固肾涩精

佐药		
龙骨 一两 收涩止遗	牡蛎 一两 固下潜阳	莲须 二两 益肾涩精

【方析】

金锁固精丸出自汪昂的《医方集解》。肾虚不固为本方主证。方以沙苑子补肾止遗为君。臣以莲肉、芡实固肾涩精，益心宁心。佐以龙骨、牡蛎收涩止遗，固下潜阳；莲须尤为涩精要药。诸药合用，共奏补肾涩精之功。

茯菟丹

🌀 **茯菟丹疗精滑脱，菟苓五味石莲末，**
　酒煮山药为糊丸，亦治强中及消渴。

【组方】

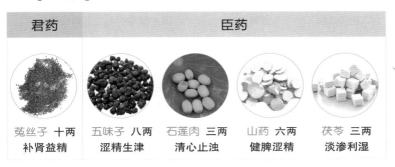

君药	臣药			
菟丝子 十两 补肾益精	五味子 八两 涩精生津	石莲肉 三两 清心止浊	山药 六两 健脾涩精	茯苓 三两 淡渗利湿

【方析】

茯菟丹出自《太平惠民和剂局方》。肾水亏，心火亢为本方主证。本方用菟丝子强阴益阳，补肾益精，为君药。臣以五味子涩精生津，石莲肉清心止浊，山药健脾涩精，茯苓淡渗利湿，通心气于肾。诸药合用，共奏固肾涩精、益心安神之功。

固肾涩精，镇益心神，渗湿止浊。主治心气不足，思虑太过，肾经虚损，真阳不固。症见溺有余沥，小便白浊，梦寐频泄，强中消渴。

先酒浸菟丝子，余酒煮山药为糊，和余药末为丸，每服三钱，日两三次。遗精用淡盐汤下，白浊用茯苓汤下，赤浊用灯心汤下，消渴及强中证用米汤下。

诃子散

🌀 诃子散用治寒泻，炮姜粟壳橘红也，
　河间木香诃草连，仍用术芍煎汤下，
　二者药异治略同，亦主脱肛便血者。

涩肠止泻，固肾
收脱。主治虚寒
泄泻，肠鸣腹痛，
米谷不化，脱肛
不收，或久痢，
便脓血。

水煎服。空腹
温服。

【组方】

君药		臣药	
煨诃子 七分 止泻收脱	罂粟壳 五分 固肾涩肠	炮姜 六分 温中散寒	橘红 五分 理气健脾

【方析】

诃子散出自李东垣的《兰室秘藏》。肾虚不固，虚寒泄
泻为本方主证。方用诃子酸涩止泻收脱，罂粟壳固肾涩肠，为
君药。臣以炮姜温中散寒而补脾阳；橘红升阳调气，以固气脱
（泄泻），亦收形脱（脱肛）。诸药合用，酸涩温散，共奏涩
肠止泻、固肾收脱之功。

【附方】

读书笔记

方　名	组　方	用　法	功　效	主　治
河间诃子散 （《素问病 机气宜保命 集》）	诃子一两（半生 半煨），木香五 钱，甘草一钱， 黄连三钱	为末，每服 二钱，用白 术、芍药汤 调下	涩肠止泻， 清热燥湿	泻久腹痛 渐已，泻 下渐少

治浊固本丸

🌀 治浊固本莲蕊须，砂仁连柏二苓俱，
　　益智半夏同甘草，清热利湿固兼驱。

【组方】

君药		臣药		
黄连 二两 泻火燥湿	黄柏 一两 清热利湿	茯苓 一两 健脾渗湿	猪苓 二两 淡渗利湿	半夏 一两 化湿利浊
佐使药				
砂仁 一两 益脾固肾	益智仁 一两 固精缩尿	莲须 二两 收涩止浊	炙甘草 三两 防苦寒伤胃	

【方析】

治浊固本丸出自虞抟的《医学正传》引李东垣方。湿热下渗膀胱为本方主证。方用黄连、黄柏清热利湿，为君药。臣以茯苓、猪苓淡渗利湿；半夏除痰。佐以砂仁、益智仁利气益脾固肾，防湿热郁滞所伤；莲须收涩止浊。使以炙甘草调诸药，防苦寒伤胃。诸药合用，苦燥寒清兼涩敛，共奏清热利湿、健脾固肾之功。

清热利湿，健脾涩肾。主治胃中湿热，渗入膀胱。症见小便下浊不止。

这九味药研成细末，汤浸蒸饼和丸，梧桐子大，每服五七十丸（三钱），空腹温酒下。

🖊 读书笔记

真人养脏汤

🌀 真人养脏诃粟壳，肉蔻当归桂木香，

　　术芍参甘为涩剂，脱肛久痢早煎尝。

温补脾肾，涩肠
固脱。主治脾肾
虚寒、久泻久痢。
症见滑脱不禁、
腹痛喜温喜按，
或下利赤白，或
便脓血、日夜无
度、里急后重、
脐腹疼痛、倦怠
食少。

水煎服。

【组方】

君药	臣药		佐药	
罂粟壳 三两六钱 涩肠止泻	肉豆蔻 半两 温中涩肠	诃子 一两二钱 涩肠敛肺	肉桂 八钱 温肾暖脾	人参 六钱 补气健脾
白术 六钱 温补脾肾	当归 六钱 补血活血	炒白芍 一两六钱 缓急止痛	木香 一两四钱 调气醒脾	炙甘草 八钱 调和诸药

【方析】

　　真人养脏汤出自《太平惠民和剂局方》。方中重用罂粟壳
涩肠止泻，为君药。臣以肉豆蔻温中涩肠；诃子苦酸温涩，功
专涩肠止泻。佐以肉桂温肾暖脾，人参、白术补气健脾，三药
合用温补脾肾以治本。泻痢日久，每伤阴血，甘温固涩之品，
易壅滞气机，故又佐以当归、炒白芍养血和血，木香调气醒
脾，共成调气和血，既治下利腹痛后重，又使全方涩补不滞。
炙甘草益气和中，调和诸药，且合参、术补中益气，合炒白芍
缓急止痛，为佐使药。诸药合用，酸涩收敛，甘补温散，共奏
温补脾肾、涩肠固脱之功。

📖 读书笔记

桑螵蛸散

🌿 桑螵蛸（piāo xiāo）散治便数，参苓龙骨同龟壳，
菖蒲远志及当归，补肾宁心健忘觉。

调补心肾，涩精
止遗。主治小便
频数，或尿如米
泔色、心神恍惚、
健忘，或遗尿遗
精、舌淡苔白、
脉细弱。

【组方】

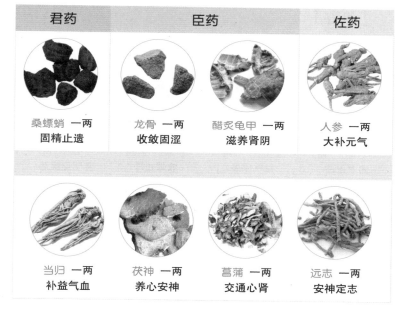

君药	臣药		佐药
桑螵蛸 一两 固精止遗	龙骨 一两 收敛固涩	醋炙龟甲 一两 滋养肾阴	人参 一两 大补元气
当归 一两 补益气血	茯神 一两 养心安神	菖蒲 一两 交通心肾	远志 一两 安神定志

为末，睡前人参
汤调下二钱；或
水煎服。

【方析】

　　桑螵蛸散出自寇宗奭的《本草衍义》。本方证乃心肾、
水火不交所致。方中桑螵蛸甘咸平，补肾固精止遗，为君药。
龙骨收敛固涩，且镇心安神；龟甲滋养肾阴，补心安神，为臣
药。佐以人参大补元气，当归补心血，与人参合用，能补益气
血；茯神养心安神；石菖蒲、远志安神定志，交通心肾，意在
补肾涩精、宁心安神的同时，促进心肾相交。诸药合用，共奏
调补心肾、涩精止遗之功。

✏ 读书笔记

牡蛎散

阳虚自汗牡蛎散，牡蛎入药须火煅，

黄芪浮麦麻黄根，煎汤送服自汗痊，

扑法芎藁牡蛎粉，或将龙骨牡蛎扪（mén）。

固表敛汗。主治诸虚不足。症见体常自汗，夜卧尤甚，久而不止，心悸惊惕，短气烦倦，舌质淡红，脉细弱。

扪：按，摸。此处作扑粉讲。

水煎服。

【组方】

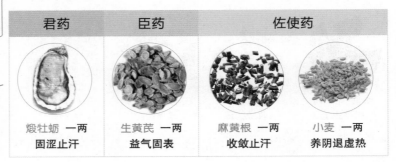

君药	臣药	佐使药	
煅牡蛎 一两 固涩止汗	生黄芪 一两 益气固表	麻黄根 一两 收敛止汗	小麦 一两 养阴退虚热

【方析】

牡蛎散出自《太平惠民和剂局方》。体虚卫外不固为本方主证。方中煅牡蛎咸涩微寒，敛阴潜阳，固涩止汗，为君药。生黄芪味甘微温，益气实卫，固表止汗，为臣药。麻黄根甘平，功专收敛止汗，为佐药。小麦甘凉，专入心经，养气阴，退虚热，为佐使药。诸药合用，共奏敛阴止汗、益气固表之功。

【附方】

方 名	组 方	用 法	功 效	主 治
扑汗法 （《医方集解》）	牡蛎、川芎、藁本各二钱半，糯米粉一两半	共研极细，盛绢袋中，扑周身	止汗	自汗不止
扪法 （《医方集解》）	牡蛎、龙骨、糯米粉各等份	研极细末，扑周身	止汗	自汗不止

读书笔记

当归六黄汤

🌀 当归六黄治汗出，芪柏芩连生熟地，
　　泻火固表复滋阴，加麻黄根功更异，
　　或云此药太苦寒，胃弱气虚在所忌。

【组方】

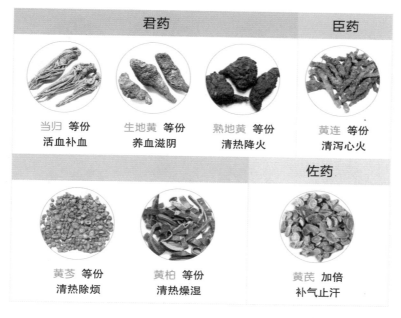

君药			臣药
当归 等份 活血补血	生地黄 等份 养血滋阴	熟地黄 等份 清热降火	黄连 等份 清泻心火

	佐药
黄芩 等份 清热除烦　　黄柏 等份 清热燥湿	黄芪 加倍 补气止汗

【方析】

　　当归六黄汤出自李东垣的《兰室秘藏》。阴虚有火为本方主证。方中当归养血增液，血充则心火可制；生地黄、熟地黄入肝肾而滋肾阴。三药合用，使阴血充则水能制火，共为君药。臣以黄连清泻心火，合以黄芩、黄柏泻火以除烦，清热以坚阴。君臣相合，热清则火不内扰，阴坚则汗不外泄。汗出过多，导致卫虚不固，故倍用黄芪为佐，一以益气实卫以固表，一以固未定之阴，且可合当归、熟地黄益气养血。诸药合用，共奏滋阴泻火、固表止汗之功。

🖊 读书笔记

柏子仁丸

养心宁神，清热收敛。主治阴虚火旺。症见夜寐不安，盗汗。

柏子仁丸人参术，麦麸牡蛎麻黄根，
再加半夏五味子，阴虚盗汗枣丸吞。

【组方】

这八味药都研为末，取适量枣肉和丸，如梧桐子大，每服五十丸（三钱），空腹米汤送下，日两三次。

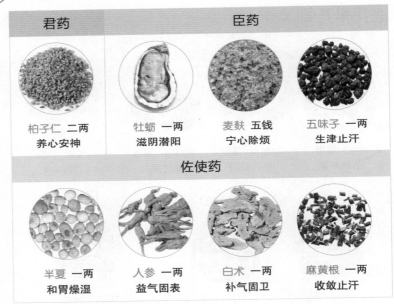

君药	臣药		
柏子仁 二两 养心安神	牡蛎 一两 滋阴潜阳	麦麸 五钱 宁心除烦	五味子 一两 生津止汗

佐使药			
半夏 一两 和胃燥湿	人参 一两 益气固表	白术 一两 补气固卫	麻黄根 一两 收敛止汗

【方析】

柏子仁丸出自许叔微的《普济本事方》。阴虚盗汗为本方主证。方中柏子仁养心清热安神，为君药。牡蛎、麦麸咸寒，清热收敛；五味子酸敛涩收，为臣药。佐以半夏和胃燥湿；人参、白术补气。麻黄根专走肌表，引人参、白术以固卫气为使。诸药合用，甘补收涩，共奏养心安神、收敛止汗之功。

读书笔记

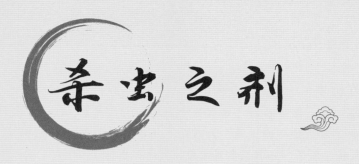

杀虫之剂

名家带你读

　　杀虫之剂，又称驱虫剂，是以驱虫药为主组成的方剂，用于杀灭和驱除人体内的寄生虫。人体常见的寄生虫有蛔虫、蛲虫、钩虫、绦虫等。

乌梅丸

🌿 乌梅丸用细辛桂，人参附子椒姜继，

　　黄连黄柏及当归，温藏安蛔寒厥剂。

【组方】

君药		臣药		
乌梅 三百枚 安蛔止痛	蜀椒 四两 辛可安蛔	细辛 六两 温脏祛寒	桂枝 六两 通阳散寒	附子 六两 温里散寒
		佐使药		

黄连 十六两 清胃热，下蛔	黄柏 六两 清热燥湿	干姜 十两 温中散寒	人参 六两 补气和血	当归 四两 益气养血

温脏补虚，泻热安蛔。主治蛔厥证。症见心烦呕吐，时发时止，食入吐蛔，手足厥冷，腹痛。又治久痢，久泻。

乌梅用醋浸一宿，去核，和余药打匀，烘干或晒干，研末，蒸之五斗米下，饭熟捣成泥，和药相得，加蜜制丸，每服三钱，每日一至三次，空腹服；或水煎服。

【方析】

乌梅丸出自张仲景的《伤寒论》。肠寒胃热蛔原为本方主证。方中重用乌梅安蛔止痛，为君药。臣以蜀椒、细辛温脏祛寒，；桂枝、附子加强温里散寒之力；黄连、黄柏苦可下蛔，上清胃热。佐以干姜温中散寒；人参、当归益气养血。蜂蜜为丸，调和诸药为使。诸药合同，共奏温脏补虚、泻热安蛔之功。

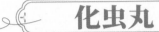

化虫丸

💫 **化虫鹤虱及使君，槟榔芜荑（wú tí）苦楝（liàn）群，**

　　白矾胡粉糊丸服，肠胃诸虫永绝氛。

驱杀肠中诸虫。主治肠中诸虫。症见发作时腹痛，往来上下，呕吐清水或吐蛔。

氛：气氛。此处指虫积肠胃的样子。

这七味药共研细末，用酒煮面糊作丸，据年龄酌量服，一岁小儿用五分。铅粉有毒，用时请遵医嘱。

【组方】

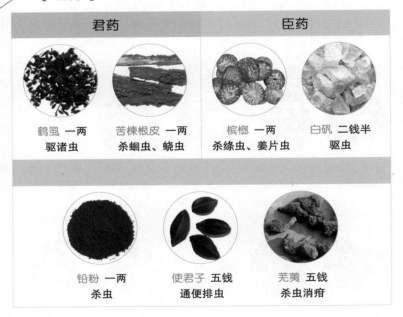

君药		臣药	
鹤虱 一两 驱诸虫	苦楝根皮 一两 杀蛔虫、蛲虫	槟榔 一两 杀绦虫、姜片虫	白矾 二钱半 驱虫
铅粉 一两 杀虫	使君子 五钱 通便排虫	芜荑 五钱 杀虫消疳	

【方析】

化虫丸出自《太平惠民和剂局方》。虫积为本方主证。其病机核心是肠中诸虫扰动不安，故拟驱杀肠中诸虫为治法。方中鹤虱驱诸虫，苦楝根皮能杀蛔虫、蛲虫，槟榔能杀绦虫、姜片虫，白矾、铅粉均具杀虫之效，使君子、芜荑杀虫消疳，使君子还能通大便，使虫由大便排出。本方集诸杀虫药于一体，效专力宏，共奏驱杀肠中诸虫之功。

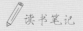
读书笔记

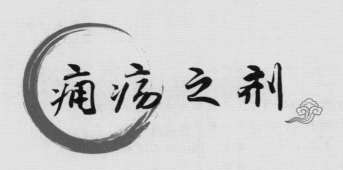

痈疡之剂

痈疡之剂，即痈疡剂，是以托里排脓、解毒消肿、生肌敛疮药为主组成的方剂，用于治疗体表痈、疽、疔、疮、瘰、瘤等，以及内在脏腑的痈疡等疾患。

金银花酒

消肿散瘀，托毒止痛。主治一切痈疽恶疮，及肺痈肠痈初起。

水、酒各一盏同煎，分三次服。

🖊 读书笔记

🌀 金银花酒加甘草，奇疡恶毒皆能保，
　 清热解毒托透邪，酒水各盏煎服好，
　 护膜须用蜡矾丸，二方均是疡科宝。

【组方】

君药	臣药
鲜金银花 五两 清热解毒	甘草 一两 泻火解毒

【方析】

金银花酒出自齐德之的《外科精义》。热毒痈疽恶疮为本方主证。方以金银花为君，其甘能养血补虚。寒能清热解毒，为痈疮圣药。臣以甘草解毒扶中。佐以酒性走散。诸药合用，共奏清热解毒、托里透彻之功。

【附方】

方　名	组　方	用　法	功　效	主　治
蜡矾丸（《景岳全书》）	黄蜡二两，白矾一两	先将蜡熔化，少冷，入矾和丸，如梧桐子大，每服十丸，渐加至百丸，酒送下，日二三次	护膜托里，使毒不攻心	金石发疽，痈疽疮疡，肺痈乳痈，痔漏肿痛，及毒虫蛇犬咬伤

托里十补散

🌀 **托里十补参芪芎，归桂白芷及防风，**
　　甘桔厚朴酒调服，痈疡脉弱赖之充。

【组方】

益气和血，温通消散。主治痈疡初起，毒重痈芷，形体羸瘦，脉弱无力。

这十味药均研为细末，每服二钱，加至六钱，热酒调服。

君药

人参 二钱 益气扶正	黄芪 二钱 补气养血	当归 二钱 养血和血	川芎 一钱 行气和血

臣药

肉桂 一钱 温通血脉

佐药

白芷 一钱 消肿解毒	甘草 一钱 调和诸药	防风 一钱 疏散外邪	桔梗 一钱 宣肺排脓	厚朴 一钱 燥湿消胀

【方析】

托里十补散出自《太平惠民和剂局方》。痈疡体虚为本方主证。方用人参、黄芪补气,当归、川芎和血为君药。臣以肉桂温通血脉,白芷、甘草解毒,防风散风,桔梗排脓。佐以厚朴散满。合为补里散表,消散、内托并用之方。

托里温中汤

🌫 托里温中姜附羌,茴木丁沉共四香,

　陈皮益智兼甘草,寒疡内陷呕泻良。

【组方】

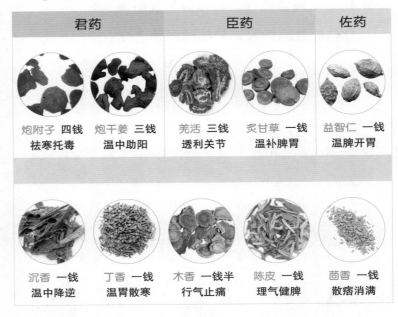

君药		臣药		佐药
炮附子 四钱 祛寒托毒	炮干姜 三钱 温中助阳	羌活 三钱 透利关节	炙甘草 一钱 温补脾胃	益智仁 一钱 温脾开胃
沉香 一钱 温中降逆	丁香 一钱 温胃散寒	木香 一钱半 行气止痛	陈皮 一钱 理气健脾	茴香 一钱 散痞消满

【方析】

托里温中汤出自罗天益的《卫生宝鉴》。寒性疮疡内陷为本方主证。方用附子、干姜温中助阳,祛寒托毒,为君药。臣以羌活透利关节；炙甘草温补脾胃，行经络，通血脉。佐以益智仁、沉香、丁香温胃散寒以平呕逆；木香、陈皮、茴香散痞消满。

托里定痛汤

🌀 托里定痛四物兼，乳香没药桂心添，

　　再加蜜炒罂粟（yīng sù）壳，溃疡虚痛去如拈（niān）。

托里生肌，消肿止痛。主治痈疽溃后不敛，血虚疼痛。

拈：用两三个手指头夹、捏。此处形容用本方后疼痛被轻松拿走。

水煎服。

【组方】

君药

熟地黄 一钱
补血滋阴

当归 一钱
补血活血

川芎 一钱
活血行气

白芍 一钱
养血柔肝

臣药

乳香 一钱
活血定痛

没药 一钱
透毒消肿

罂粟壳 二钱
收敛止痛

佐药

肉桂 一钱
温通血脉

✏ 读书笔记

【方析】

托里定痛汤出自顾世澄的《疡医大全》。痈疽溃后血虚为本方主证。方用四物汤补血调血，托里生肌为君。臣以乳香、没药透毒消肿，罂粟壳收敛止痛。佐以肉桂温通血脉。诸药合用，共奏养血托里、生肌敛疮、消肿定痛之功。

清热解毒，消肿
溃坚，活血止痛。
主治疮疡肿毒初
起、红肿焮痛，
或身热、凛寒、
苔薄白或黄，脉
数有力。

毋：不要。

水煎服；或水、
酒各半煎服。

真人活命饮

真人活命金银花，防芷归陈草节加，
　　贝母天花兼乳没，穿山角刺酒煎嘉，
　　一切痈疽能溃散，溃后忌服用毋（wú）差，
　　大黄便实可加使，铁器酸物勿粘牙。

【组方】

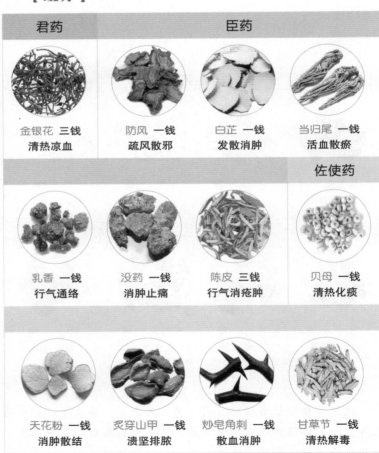

君药	臣药		
金银花 三钱 清热凉血	防风 一钱 疏风散邪	白芷 一钱 发散消肿	当归尾 一钱 活血散瘀

			佐使药
乳香 一钱 行气通络	没药 一钱 消肿止痛	陈皮 三钱 行气消疮肿	贝母 一钱 清热化痰

天花粉 一钱 消肿散结	炙穿山甲 一钱 溃坚排脓	炒皂角刺 一钱 散血消肿	甘草节 一钱 清热解毒

读书笔记

【方析】

真人活命饮出自陈自明的《校注妇人大全良方》。疮痈肿毒初起为本方主证。方以金银花疏散透达，清热解毒，清气凉血，为君药。臣以防风、白芷疏风散邪，用治痈疽初起；当归尾、乳香、没药、陈皮活血散瘀，行气通络，消肿止痛。佐以贝母、天花粉清热化痰，消肿散结；穿山甲、皂角刺溃坚排脓。甘草清热解毒，加酒活血消肿，协诸药直达病所，为使药。大便燥结可加大黄。诸药合用，共奏清热解毒、消肿溃坚、活血止痛之功。

散肿溃坚汤

> 散肿溃坚知柏连，花粉黄芩龙胆宣，
>
> 升柴翘葛兼柑橘，归芍棱莪（é）昆布全。

【组方】

君药				
黄芩 八钱 清上焦之火	黄连 一钱 解毒消疮	黄柏 五钱 清热燥湿	龙胆草 五钱 泻肝胆实火	知母 五钱 清下焦之火

臣药				
连翘 三钱 疏风散结	升麻 三钱 解毒升阳	葛根 二钱 发汗退热	天花粉 五钱 消肿排脓	桔梗 五钱 清肺排脓

泻火散结，消肿溃坚。主治马刀疮，结硬如石，或在耳下至缺盆中，或于肩上，或于胁下；及瘰疬（luǒ lì）（即淋巴结核）遍于颐，或至颊车，坚而不溃；或上二证已破流水者。

水煎服。

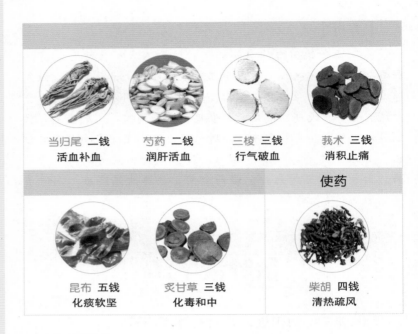

当归尾 二钱
活血补血

芍药 二钱
润肝活血

三棱 三钱
行气破血

莪术 三钱
消积止痛

使药

昆布 五钱
化痰软坚

炙甘草 三钱
化毒和中

柴胡 四钱
清热疏风

【方析】

散肿溃坚汤出自李东垣的《兰室秘藏》。肝胆三焦相火与痰湿风热结聚为本方主证。方用黄芩、黄连、黄柏、龙胆草、知母泻肝胆三焦相火；连翘清热散结，共为君药。臣以升麻、葛根解毒升阳，天花粉、桔梗清肺排脓，当归尾、芍药润肝活血，三棱、莪术行气破血，昆布化痰软坚，甘草化毒和中。桔梗还载药上行，柴胡引药入肝胆经络为使。诸药合用，共奏泻火散结、活血化痰、消肿溃坚之功。

读书笔记

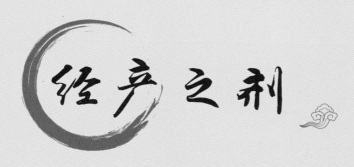

经产之剂

经产之剂，即治疗女性特有的经、带、胎、产等疾病的方剂。经，即月经。带，即带下。胎，即怀胎。产，即因生孩子引起的各种疾病，或预防难产等。

当归散

> 当归散益妇人妊，术芍芎归及子芩，
>
> 安胎养血宜常服，产后胎前功效深。

【组方】

君药		臣药		
当归 一斤 养血补血	黄芩 一斤 凉血安胎	芍药 一斤 养血和血	川芎 一斤 养血安神	白术 半斤 健脾利湿

【方析】

当归散出自张仲景《金匮要略》。血少有热，胎动不安为本方主证。方用当归养血和血，黄芩清热凉血安胎，共为君药。臣以芍药、川芎养血和血；白术健脾利湿安胎。诸药合用，共奏清热祛湿、养血安胎之功。

清热祛湿，养胎安胎。主治妇人妊娠，血少有热，胎动不安，及曾经数次半产者。

这五味药均研成细末，每次用酒调服一方寸匕（1克），每天服两次。

胶艾汤

🌀 **胶艾汤中四物先，阿胶艾叶甘草全，**
调经安胎止下血，冲任虚损崩漏痊，
妇人良方单胶艾，胎动血漏腹痛全，
胶艾四物加香附，方名妇宝调经专。

补血止血，调经
安胎。主治妇人
冲任虚损、崩中
漏下、月经过多、
淋漓不止，或半
产后下血不绝，
或妊娠下血、腹
中疼痛。

水（酒）煎去滓，
入阿胶烊化，
温服。

【组方】

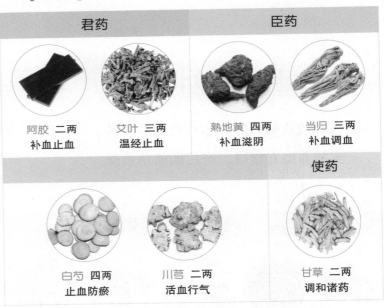

君药		臣药	
阿胶 二两 补血止血	艾叶 三两 温经止血	熟地黄 四两 补血滋阴	当归 三两 补血调血

		使药
白芍 四两 止血防瘀	川芎 二两 活血行气	甘草 二两 调和诸药

📝 读书笔记

【方析】

　　胶艾汤出自张仲景的《金匮要略》。冲任虚寒，血失统摄
为本方主证。方中阿胶补血止血，艾叶温经止血，二药为调经
安胎，治崩止漏要药，共为君药。熟地黄，当归、白芍、川芎
补血调血，止血防瘀，共为臣药。甘草调和诸药，加清酒温散
行瘀，共为使药。诸药合用，共奏补血止血、调经安胎之功。

【附方】

方　名	组　方	用　法	功　效	主　治
小品胶艾汤（《妇人大全良方》）	阿胶（蛤粉炒）五钱炖化，艾叶五分	煎汤冲服	止血安胎	胎动不安，腹痛漏血
妇宝丹（经验方）	熟地黄、白芍、川芎、当归、阿胶、艾叶、香附各三钱	香附分别用童便、盐水、酒、醋各浸三日后炒	养血和血，行气调经	血虚有寒，月经不调

清魂散

益气血，散外邪。主治产后恶露已尽，气血虚弱，感冒风邪，忽然昏晕不省人事。

🌀 **清魂散用泽兰叶，人参甘草川芎协，**

　　荆芥理血兼祛风，产中昏晕神魂帖。

神魂帖：用于安神定魂的迷信符咒，此处谕本方疗效灵验。

【组方】

君药				臣药

| 人参　一钱 补气扶正 | 炙甘草　三分 健脾益气 | 川芎　五分 调和气血 | 泽兰叶　一钱 调和营血 | 荆芥　三钱 疏散风邪 |

这五味药均研为末，每服一至二钱，温酒热汤各半盏调服。同时可用醋喷在炭火上，取烟熏鼻。

【方析】

　　清魂散出自严用和的《济生方》。产后气血虚弱致血晕为本方主证。方中人参、炙甘草补气，川芎、泽兰叶养血，共为君药。荆芥疏散风邪，为臣药。使以清酒引药入血分。诸药合用，共奏益气血、散外邪之功。

羚羊角散

清热镇痉，活血
安胎。主治妊娠
中风，头项强
直，筋脉挛急，
言语謇（jiǎn）
涩（言辞不顺
畅），痰涎不利，
或抽搐，不省人
事的子痫证。

🐚 **羚羊角散杏薏仁，防独芎归又茯神，**

　酸枣木香和甘草，子痫风中可回春。

子痫：病症名，
见巢元方《诸病
源候论》，又名
妊娠风痉、儿风、
子冒。

加五片生姜，水
煎服。

【组方】

君药	臣药		
羚羊角 一钱 平肝镇痉	炒酸枣仁 五分 养心安神	茯神 五分 宁心安神	当归 五分 补血养血

	佐药		
川芎 五分 活血安胎	独活 五分 祛风除湿	防风 五分 散风邪	杏仁 五分 清肺和胃

木香 二分半 利气行滞	薏苡仁 五分 调脾胃，舒筋挛	甘草 二分半 调和诸药

✏️ 读书笔记

【方析】

　　羚羊角散出自严用和的《济生方》。妊娠肝旺生风为本方主证。方用羚羊角平肝息风，镇痉，为君药。酸枣仁、茯神宁心安神，当归、川芎活血安胎，独活、防风散风邪，为臣药。佐以杏仁、木香清肺和胃，薏苡仁、甘草调脾胃而舒筋挛。诸药合用，共奏清热止痉、活血安胎之功。

黑神散

🌀 **黑神散中熟地黄，归芍甘草桂炮姜，**

　　蒲黄黑豆童便酒，消瘀下胎痛逆忘。

【组方】

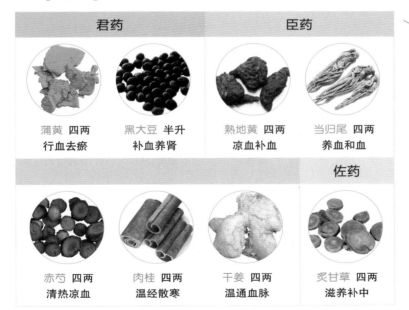

君药		臣药	
蒲黄 四两 行血去瘀	黑大豆 半升 补血养肾	熟地黄 四两 凉血补血	当归尾 四两 养血和血

		佐药	
赤芍 四两 清热凉血	肉桂 四两 温经散寒	干姜 四两 温通血脉	炙甘草 四两 滋养补中

注：半升 ≈ 39.0625 克。

【方析】

　　黑神散出自《太平惠民和剂局方》。血瘀不行为本方主证。方用蒲黄、黑大豆祛瘀行血，为君药。熟地黄、当归尾、赤芍养血和血，肉桂、干姜温通血脉，共为臣药。佐以炙甘草

消瘀行血，下胎。主治产后恶露不尽，或攻冲作痛，或脐腹坚胀撮痛，及胞衣不下，胎死腹中，产后瘀血等。

逆：方向相反，不顺利，此处是疼痛的意思。

这八味药均研为细末，每服二钱，温酒调下。原方用酒和童便各半盏同煎后调服。

🖉 读书笔记

甘缓益气，童便散瘀而引血下行。酒引药入血分而通经络为使。诸药合用，共奏化瘀行血、下胎之功。

达生散

达生紫苏大腹皮，参术甘陈归芍随，
再加葱叶黄杨脑，孕妇临盆先服之，
若将川芎易白术，紫苏饮子子悬宜。

补气养血，顺气安胎。主治气血虚弱，胎产不顺。

达：即小羊，此处指难产服本方后能使生产顺利。

易：更换。

子悬：即胎气不和。牵胎而上，上逼心胸，引起胸腹腰胁疼痛之症。

这八味药，加青葱五叶，黄杨脑七个，或加枳壳、砂仁以水煎，饭后服。

【组方】

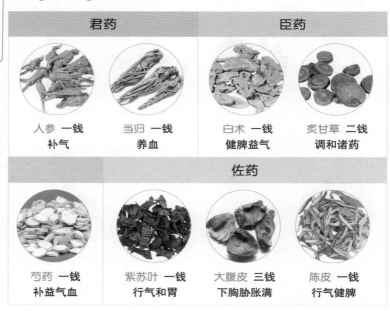

君药		臣药	
人参 一钱 补气	当归 一钱 养血	白术 一钱 健脾益气	炙甘草 二钱 调和诸药
佐药			
芍药 一钱 补益气血	紫苏叶 一钱 行气和胃	大腹皮 三钱 下胸胁胀满	陈皮 一钱 行气健脾

【方析】

达生散出自朱丹溪的《丹溪心法》。气血虚弱为本方主证。方用人参补气，当归养血，为君药。白术、甘草、芍药助君药补益气血，为臣药。佐以紫苏叶、大腹皮、陈皮、葱叶疏利壅滞，黄杨脑子使人顺产。若加枳壳、砂仁，善行气宽中、行滞安胎。诸药合用，共奏补气养血、顺气安胎之功。

【附方】

方　名	组　方	用　法	功　效	主　治
紫苏饮（《普济本事方》）	当归三钱，芍药、大腹皮、人参、川芎、陈皮各半两，紫苏子一两，炙甘草一钱	加生姜四片，葱白七寸，水煎服	顺气和血，安胎止痛	子悬胎气不和，胀满疼痛；兼治临产惊恐，气结连日不下

牡丹皮散

🌀 **牡丹皮散延胡索，归尾桂心赤芍药，**
　　牛膝棱莪酒水煎，气行瘀散血瘕（jiǎ）削。

【组方】

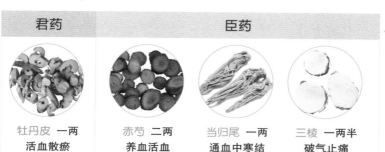

君药	臣药		
牡丹皮 一两 活血散瘀	赤芍 二两 养血活血	当归尾 一两 通血中寒结	三棱 一两半 破气止痛

化瘀行滞。主治血瘕，心腹间攻冲走注作痛，痛时见硬块，移动而不固定。

瘕：腹中积块。

这八味药均研为粗末，每次三钱，水酒各半煎服。

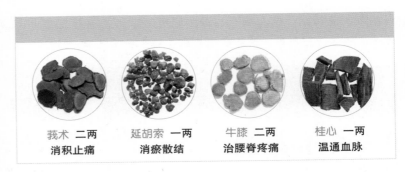

莪术 二两	延胡索 一两	牛膝 二两	桂心 一两
消积止痛	消瘀散结	治腰脊疼痛	温通血脉

【方析】

牡丹皮散出自陈自明的《妇人大全良方》。瘀血凝聚为本方主证。方以牡丹皮活血散瘀，为君药。臣以赤芍、当归尾养血活血，三棱、莪术、延胡索消瘀散结并行气，牛膝活血并引血下行，桂心温通血脉。使以酒引药入血分。诸药合用能行血中气滞、气中血滞，使气血周流，经脉通畅，瘀血可散。

温中补虚，祛寒止痛。主治妇人产后腹中㽲痛，及产后气血皆虚，发热自汗，肢体疼痛的褥劳证。

褥劳：指产后体虚，肢体倦怠、腹中绞痛或刺痛。

水煎，分三次温服。

当归生姜羊肉汤

当归生姜羊肉汤，产后腹痛褥劳匡，
亦有加入参芪者，千金四物甘桂姜。

【组方】

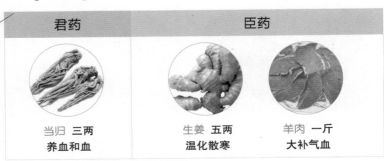

君药	臣药	
当归 三两	生姜 五两	羊肉 一斤
养血和血	温化散寒	大补气血

【方析】

当归生姜羊肉汤出自张仲景的《金匮要略》。方中"当归、羊肉兼补兼温，而以生姜宣散其寒。然不用参而用羊肉，所谓'精不足者，补之以味'也。"（徐彬《金匮要略论注》）"然胎前责实，故当归芍药散内加茯苓、泽泻，泻其水湿；此属产后，大概则虚，故以当归养血而行血滞，生姜散寒而行气滞，又主以羊肉味厚气温，补气而生血，脾气而得温，则血自散而痛止矣。此方攻补兼施，故并治寒疝虚损，或疑羊肉太补，而不知孙真人谓羊肉止痛利产妇。"（魏念庭《金匮要略方论本义》）

【附方】

方　名	组　方	用　法	功　效	主　治
当归羊肉汤（《济生方》）	黄芪一两，人参、当归各七钱，生姜五钱，羊肉一斤	水煎服	补益气血，祛寒止痛	褥劳
千金羊肉汤（《备急千金要方》）	干地黄五钱，当归、芍药、生姜各三钱，川芎二钱，甘草、肉桂各一钱	水煎服	养血补虚，散寒止痛	产后身体虚羸，腹中绞痛，自汗出

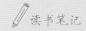
读书笔记

参术饮

🌀 妊娠转胞参术饮，芎芍当归熟地黄，
炙草陈皮兼半夏，气升胎举自如常。

补益气血，升气
举胎。主治妊娠
转胞，脐下急
痛，小便频数或
不通。

加三片生姜，水
煎服。

【组方】

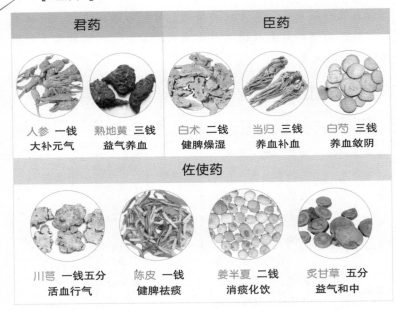

君药		臣药		
人参 一钱 大补元气	熟地黄 三钱 益气养血	白术 二钱 健脾燥湿	当归 三钱 养血补血	白芍 三钱 养血敛阴

佐使药

川芎 一钱五分 活血行气	陈皮 一钱 健脾祛痰	姜半夏 二钱 消痰化饮	炙甘草 五分 益气和中

【方析】

参术饮出自朱丹溪的《丹溪心法》。孕妇气血虚弱为本方主证。痰饮壅滞，胎位压迫胞室（即膀胱）致脐下急痛，小便不利为次要症状。方用人参、熟地黄益气养血，为君药。白术（土炒）健脾燥湿，当归、白芍养血和营，为臣药。佐以川芎活血行气，陈皮、姜半夏消痰化饮。甘草益气和中，调和诸药为使。使气得升降，胎位正常，胞室不受压迫。诸药合用，共奏益气补血、升气举胎之功。

✏ 读书笔记

柏子仁丸

🌀 **柏子仁丸熟地黄，牛膝续断泽兰芳，**

　　卷柏加之通血脉，经枯血少肾肝匡（kuāng）。

养心安神，补血通经。主治女子血少神衰，形体羸瘦，月经停闭。

匡：纠正。

【组方】

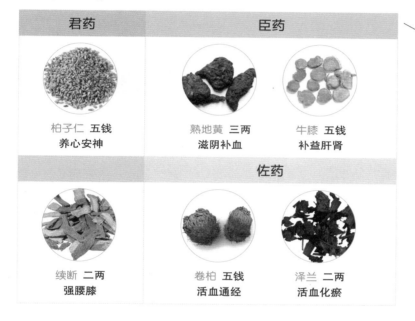

君药	臣药	
柏子仁 五钱 养心安神	熟地黄 三两 滋阴补血	牛膝 五钱 补益肝肾
佐药		
续断 二两 强腰膝	卷柏 五钱 活血通经	泽兰 二两 活血化瘀

这六味药共为细末，炼蜜为丸，梧桐子大，每服三十丸，空腹米汤送下。

【方析】

　　柏子仁丸出自陈自明的《妇人大全良方》。阴血不充为本方主证。血脉不充，血行迟缓而致瘀为兼证。方用柏子仁养心安神，为君药。熟地黄、牛膝、续断补肝肾益冲任，为臣药。佐以卷柏、泽兰活血通经。诸药合用，共奏养心安神、补血通经之功。

✏️读书笔记

固经丸

🌀 **固经丸用龟甲君，黄柏椿（chū）皮香附群，**

黄芩芍药酒丸服，漏下崩中色黑殷（yān）。

滋阴清热，止血
固经。主治阴虚
内热，迫血妄行。
症见经行不止，
崩中漏下，血色
深红，兼夹紫黑
瘀块，心胸烦热，
腹痛溲赤，舌红，
脉弦数。

殷：赤黑色。

这六味药共为细
末，酒糊为丸，
如梧桐子大，每
服三钱，食前温
开水送服；或水
煎服。

【组方】

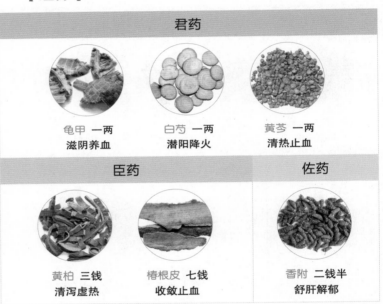

君药

龟甲 一两
滋阴养血

白芍 一两
潜阳降火

黄芩 一两
清热止血

臣药

黄柏 三钱
清泻虚热

椿根皮 七钱
收敛止血

佐药

香附 二钱半
舒肝解郁

【方析】

固经丸出自《丹溪心法》。阴虚内热，迫血妄行为本方主证。夹紫血瘀块，腹痛，脉弦为兼肝郁证。方用龟甲、白芍滋阴养血，潜阳降火；黄芩清热泻火以止血，共为君药。黄柏、椿根皮助黄芩清热止血固经，为臣药。佐以香附舒肝解郁而调血。诸药合用，共奏滋阴清热、固经止血之功。

✏️ 读书笔记

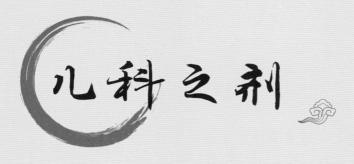

儿科之剂

　　儿科之剂，是儿科常用的一些方剂。历代医家都以惊、痘、疹、疳列为儿科四大要症，而儿科常用的方剂也就离不开治疗这四种疾病的一些方剂。

保赤丹

🌀 **保赤丹中巴豆霜，朱砂神曲胆星尝，**
　小儿急慢惊风发，每服三丸自不妨。

【组方】

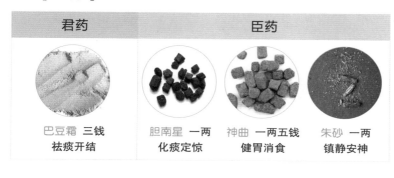

君药	臣药		
巴豆霜 三钱 祛痰开结	胆南星 一两 化痰定惊	神曲 一两五钱 健胃消食	朱砂 一两 镇静安神

【方析】

　　内热积滞，痰涎壅盛为本方主证。方中巴豆霜荡涤积滞，祛痰开结为君。臣以胆南星祛风化痰定惊，神曲健胃消食化滞，朱砂镇静安神。诸药合用，共奏清热导滞、化痰镇惊之功。

清热导滞，化痰镇惊。主治小儿急、慢惊风及胎火内热积滞，停食停乳引起痰涎壅盛，脘腹胀满，身烧面赤，烦躁不安，大便秘结等。

巴豆霜、胆南星各研细末，用神曲糊丸，如绿豆大，朱砂为衣；每服二三丸，开水调化送下。

肥儿丸

肥儿丸用术参甘，麦曲荟苓楂二连，
更合使君研细末，为丸儿服自安然。
验方别用内金朴，苓术青陈豆麦联，
槟曲蟾虫连楂合，砂仁加入积消痊。

【组方】

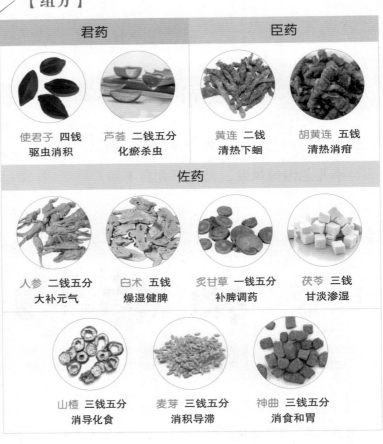

君药

使君子 四钱
驱虫消积

芦荟 二钱五分
化瘀杀虫

臣药

黄连 二钱
清热下蛔

胡黄连 五钱
清热消疳

佐药

人参 二钱五分
大补元气

白术 五钱
燥湿健脾

炙甘草 一钱五分
补脾调药

茯苓 三钱
甘淡渗湿

山楂 三钱五分
消导化食

麦芽 三钱五分
消积导滞

神曲 三钱五分
消食和胃

【方析】

肥儿丸出自吴谦的《医宗金鉴》。脾虚虫疳为本方主证。

杀虫消积，健脾清热。主治脾疳。症见面黄消瘦，身热，困倦嗜卧，心下痞硬，乳食懒进，好食泥土，肚腹坚硬疼痛，头大颈细，有时吐泻烦渴，大便腥黏等。

这十一味药均研为末，黄米糊为丸，黍米大，每服二十至三十丸，米汤化下。现改炼蜜为丸，每丸重一钱，每服一二丸。

✎ 读书笔记

方中使君子、芦荟驱虫消积为君。臣以黄连苦寒清热下蛔，胡黄连清热除湿消疳。佐以人参、白术、炙甘草、茯苓补脾；山楂、麦芽、神曲消积导滞。诸药合用，共奏杀虫消积、健脾清热之功。

抱龙丸

🌀 **抱龙星麝竺雄黄，加入辰砂痰热尝，**
　　琥珀抱龙星草枳，苓怀参竺箔朱香，
　　牛黄抱龙星辰蝎，苓竺腰黄珀麝僵，
　　明眼三方凭选择，急惊风发保平康。

清热化痰，镇惊安神。主治急惊风。症见痰厥，高热抽搐。

【组方】

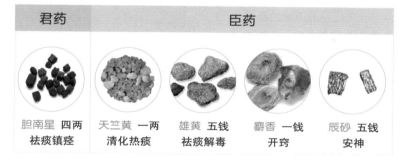

君药	臣药			
胆南星 四两 祛痰镇痉	天竺黄 一两 清化热痰	雄黄 五钱 祛痰解毒	麝香 一钱 开窍	辰砂 五钱 安神

这五味药各研细末，煮甘草膏和丸，如皂角子大，朱砂为衣。每服一丸，薄荷汤送下。

【方析】

抱龙丸出自罗天益的《卫生宝鉴》。痰热内蕴为本方主证。方中胆南星祛风痰、镇痉，为君药。天竺黄清化热痰，雄黄祛痰解毒；麝香开窍；辰砂安神，为臣药。佐以薄荷清利头目。甘草调和诸药为使。诸药合用，共奏清热化痰、镇惊安神之功。

【附方】

方 名	组 方	用 法	功 效	主 治
琥珀抱龙丸（《幼科发挥》）	琥珀、人参、天竺黄、茯苓、檀香各一两五钱，生甘草三两，枳壳、枳实、胆南星各一两，朱砂五钱，怀山药一斤	各研细末，和丸如芡实大，金箔为衣；每服一二丸，百日内小儿服半丸，薄荷汤下	清化热痰，镇惊安神，兼以扶正	同抱龙丸
牛黄抱龙丸（《医学入门》）	牛黄五分，胆南星一两，辰砂、全蝎各一钱五分，茯苓五钱，天竺黄三钱五分，腰黄（即好的雄黄）、琥珀各二钱五分，麝香二分，僵蚕三钱	各研细末，为丸，每丸潮重四分，金箔为衣；每服一二丸，钩藤汤送下	镇惊息风，化痰开窍	同抱龙丸

清热安神，镇惊息风，化痰开窍。主治急慢惊风、抽搐、瘈疭、伤寒邪热、斑疹烦躁、痰喘气急、五痫痉厥等证。

襄：帮助。

回春丹

🌀 回春丹用附雄黄，冰麝羌（qiāng）防蛇蝎襄（xiāng），朱贝竺（zhú）黄天胆共，犀黄蚕草钩藤良。

【组方】

君药

白附子 三钱
燥湿化痰

胆南星 二两
祛风化痰

天麻 三钱
平肝息风

全蝎 三钱
攻毒散结

僵蚕 三钱
镇痉化痰

臣药

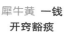
犀牛黄 一钱
开窍豁痰

朱砂 三钱
安神解毒

蛇含石 八钱
镇惊安神

冰片 一钱五分
清热通窍

麝香 一钱五分
通窍安神

川贝 一两
清热化痰

天竺黄 一两
宁心豁痰

雄黄 三钱
燥湿祛痰

羌活 三钱
解表散邪

防风 三钱
散风解痉

【方析】

回春丹出自《验方》。风痰壅盛为本方主证。方中白附子、胆南星祛风痰，镇痉；天麻、全蝎、僵蚕、钩藤平肝息风，镇痉化痰；犀牛黄开窍豁痰，息风定惊，清热解毒，以上诸药，共为君药。朱砂、蛇含石镇惊安神；冰片、麝香清热通窍；川贝、天竺黄清热化痰；雄黄解毒杀虫，燥湿祛痰；羌活、防风散风解痉，均为臣药。甘草调和诸药为使药。诸药合用，共奏清热安神、镇惊息风、化痰开窍之功。

这十五味药各研细末；再用甘草一两，钩藤二两，水煎；和蜜为丸，如花椒大，晒干后蜡封。一二岁每服2粒，三四岁3粒，十余岁5粒，钩藤、薄荷煎汤送下；周岁以内小儿，可用一粒化开，搽乳头上吮下。

✎ 读书笔记

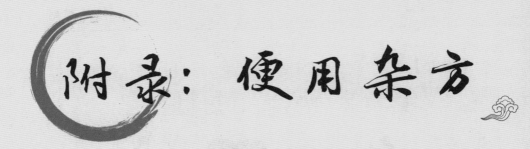

附录：便用杂方

生津止渴，提神。主治旅行中口渴。

费：给，此处作赠送讲。

这六味药共研极细末，加白糖四两，共捣作丸如芡实大。每用一丸，含口中。

✎ 读书笔记

望梅丸

🍃 望梅丸用盐梅肉，苏叶薄荷与柿霜，

　茶末麦冬糖共捣，旅行赉(lài)服胜琼浆。

【组方】

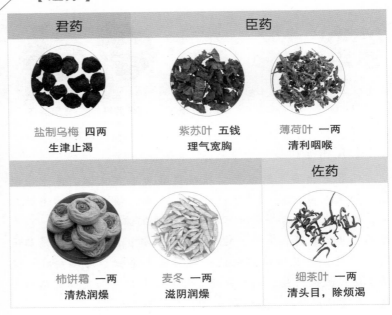

君药	臣药	
盐制乌梅 四两 生津止渴	紫苏叶 五钱 理气宽胸	薄荷叶 一两 清利咽喉

		佐药
柿饼霜 一两 清热润燥	麦冬 一两 滋阴润燥	细茶叶 一两 清头目，除烦渴

【方析】

望梅丸出自汪昂的《医方集解》。耗失津液，失于濡润为本方主证。方中乌梅生津止渴，为君药。紫苏叶发汗解热，理气宽胸；薄荷清利咽喉；柿饼霜甘凉，能清热润燥；麦冬滋阴润燥，为臣药。佐以茶叶清头目，除烦渴。白糖润喉生津，兼以调味。诸药合用，酸甘而凉，共奏生津止渴之功。

软脚散

🌀 软脚散中芎芷防，细辛四味碾如霜，

轻撒鞋中行远道，足无箴（zhēn）疱（pào）汗皆香。

活血舒筋，止痛除臭，并能润滑。主治远行足底生泡，脚臭。

箴疱：箴，颖同针，此处指针刺样感觉；疱，皮肤上长水泡样小疙瘩。箴疱即远行便足生水泡或茧子等。

【组方】

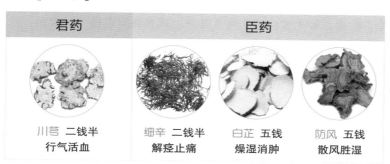

君药	臣药		
川芎 二钱半 行气活血	细辛 二钱半 解痉止痛	白芷 五钱 燥湿消肿	防风 五钱 散风胜湿

这四味药共研极细末，撒少许于鞋袜内。

【方析】

软脚散出自《集验良方拔萃》卷一。远行足部疲劳为本方主证。方中川芎行气活血，为君药。臣以细辛、白芷、防风散风胜湿，解痉止痛。撒药粉于鞋袜内，可减少摩擦。诸药合用，共奏活血舒筋、止痛除臭兼滑润之功。

骨灰固齿散

🌀 **骨灰固齿猪羊骨，腊月腌成煅碾之，**

　骨能补骨咸补肾，坚牙健啖(dàn)老尤奇。

坚固牙齿，使牙
洁亮。主治年老
脱齿。

啖：吃，牙咬。

火煅，研极细末，
每晨用牙刷蘸药
末擦牙。

【组方】

君药
猪骨（盐腌）四两　　　　羊骨（盐腌）四两
补肾，固齿　　　　　　　补肾，强筋骨

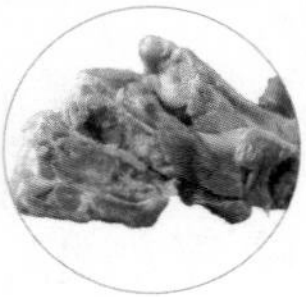

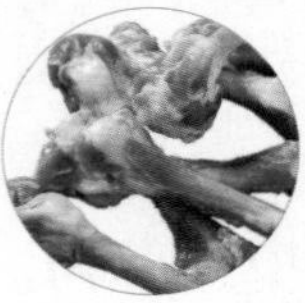

【方析】

　　年老肾衰齿不固为本方主证。猪骨或羊骨均能补肾，强筋
骨，固齿，治牙齿疏活疼痛为君药。用盐腌制引药入肾为使。

📝 读书笔记